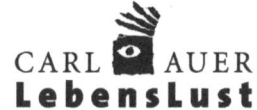

Glücklich ist, wer vergisst,
was doch nicht zu ändern ist.

Aus der Operette »Die Fledermaus« von Johann Strauß Sohn

Andrea Christoph-Gaugusch

DemenZen und die Kunst des Vergessens

Fünf Schritte für mehr Gelassenheit im Umgang mit Demenz

2018

Reihengestaltung: Uwe Göbel
Umschlag: Heiner Eiermann
Satz: Verlagsservice Hegele, Heiligkreuzsteinach
Printed in Germany
Druck und Bindung: CPI books GmbH, Leck

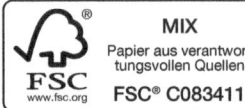 

Erste Auflage, 2018
ISBN 978-3-8497-0223-6
ISBN 978-3-8497-8128-6 (ePUB)
ISBN 978-3-8497-8127-9 (PDF)
© 2018 Carl-Auer-Systeme Verlag
und Verlagsbuchhandlung GmbH, Heidelberg

Bibliografische Information der Deutschen Nationalbibliothek:
Die Deutsche Nationalbibliothek verzeichnet diese Publikation
in der Deutschen Nationalbibliografie; detaillierte bibliografische
Daten sind im Internet über http://dnb.d-nb.de abrufbar.

Informationen zu unserem gesamten Programm, unseren Autoren
und zum Verlag finden Sie unter: **www.carl-auer.de**.

Wenn Sie Interesse an unseren monatlichen Nachrichten
aus der Vangerowstraße haben, abonnieren Sie den Newsletter
unter http://www.carl-auer.de/newsletter.

Carl-Auer Verlag GmbH
Vangerowstraße 14 • 69115 Heidelberg
Tel. +49 6221 6438-0 • Fax +49 6221 6438-22
info@carl-auer.de

Inhalt

Danksagung

Danken möchte ich Thomas Christoph und unseren Töchtern, die mich geistig und körperlich so in Bewegung halten, dass ich wohl nie dement werden kann. Und falls doch, würde ich es nach dem Schreiben dieses Buches auch gelassener nehmen als davor.

Ebenso danken möchte ich Fritz B. Simon, der mich zum Schreiben eines Buches angespornt und motiviert hat. Dass es ausgerechnet das Thema Demenz wurde, ist eher Zufall. Denn wer systemisch denkt, kann sich jedes beliebige Thema vorknöpfen und es in Einzelteile zergliedern. Dieses »schwere« Thema Demenz hier in »leichtere« Teile zerlegt zu haben, hat mir besondere Freude gemacht.

Mein Dank gilt auch den Bewohnern zweier österreichischer Pflegeeinrichtungen, die ich im Rahmen meiner Fachausbildung zur Klinischen Psychologin kennenlernen und begleiten durfte. Dort ist auch die Grundidee für diese Arbeit entstanden.

Ich danke auch Renate Eissing-Suchy und Christl Arnbom für das Korrekturlesen und Kommentieren diverser Rohfassungen, Nicola Offermanns für das Lektorieren und die wertvollen Anregungen sowie dem gesamten Team des Carl-Auer Verlags für die angenehme Zusammenarbeit.

Vorwort

»Demenz« ist eines der Worte, die wie schwarze Magie wirken. Wenn das Verhalten einer Person mit ihrer Demenz – was immer darunter im Einzelnen gemeint sein mag – erklärt wird, dann wandelt sich nur zu oft deren Identität. Aus einem Menschen, der wie alle anderen Erwachsenen als verantwortlich für sein Leben betrachtet wird, scheint – manchmal von einem Moment zum anderen – eine Art zu groß geratenes Kind zu werden, das nicht mehr für voll zu nehmen ist und so auch behandelt wird. Der Grund dafür sind Alltagstheorien über das Funktionieren des menschlichen Geistes, die wissenschaftlicher Prüfung nicht standhalten. Das wäre an sich noch kein Problem (schließlich sind die Krankheitstheorien, die das Weltbild der meisten Menschen prägen, recht schlicht und oft auch einfach falsch), wenn aus ihnen nicht Handlungsanweisungen abgeleitet würden, die den Umgang mit den als »dement« diagnostizierten Menschen leiten.

Das beginnt bei der Idee des »Verlustes des Gedächtnisses«. Dabei bestimmt die Speicher-Metapher die Vorstellung von Gedächtnis: Wie Antiquitäten, Akten oder das Gold der Bundesbank in einem Lagerhaus gehortet werden können, werden nach dieser Vorstellung Daten, Informationen und Erinnerungen irgendwo im Gehirn aufgehoben und gespeichert, sodass sie bei passender Gelegenheit hervorgekramt werden können. Wer sein Gedächtnis verliert, dem ist dann gewissermaßen der Schlüssel zum Lagerhaus verloren gegangen oder sein Lagerhaus ist sogar abgebrannt. Die Folge ist dann, dass er nicht mehr Zugriff auf sein geistiges Vermögen hat, genauer gesagt: Er oder sie vermag nicht mehr, sich zu erinnern, und in der Konsequenz nicht mehr, sich an der Kommunikation zu beteiligen.

Doch so funktioniert weder das menschliche Gehirn noch die menschliche Kommunikation.

Während die Speicher-Metapher suggeriert, das Gedächtnis sei statisch, zusammengesetzt aus – wahrscheinlich – materiellen Komponenten, und Vergessen sei eine Form ihres Verlustes, erweist sich in der Dynamik des Lebens, dass Nicht-vergessen-Können mindestens so viele, wenn auch andere, Probleme mit sich bringt wie das Vergessen (wenn z. B. traumatische Erfahrungen nicht überwunden werden können oder irgendetwas, das einmal »falsch« gelernt wurde, immer wieder reproduziert wird). Und Menschen, die sich alles merken (müssen), sind ohne fremde Hilfe überhaupt nicht in der Lage, selbstständig zu leben. Vergessen und/oder Erinnern können nicht »an sich« als gut oder schlecht bewertet werden. Stattdessen müssen die praktischen Folgen, seien sie positiv oder negativ, bzw. vorher die sozialen Bedingungen von beidem betrachtet werden. Denn menschliches Erinnern wie Vergessen ist nicht allein eine Funktion des individuellen Gehirns, sondern der Kommunikationsprozesse, die bestimmen, was überhaupt erinnert oder vergessen werden kann: was in den Fokus der Aufmerksamkeit des Einzelnen gelangt, was als wichtig oder unwichtig ausgewählt wird, was be- und gemerkt wird, was in die Wahrnehmung kommt oder nicht, was erinnert und was vergessen wird und was nicht vergessen werden kann, auch wenn man sich lieber nicht erinnern oder nicht erinnert werden würde.

Liest man die zahlreichen Publikationen zum Thema Demenz, so wird meistens der Schrecken, der zweifellos mit dem Sich-nicht-erinnern-Können sowie der vermeintlichen Kommunikationsfähigkeit eines Individuums verbunden ist, betont. Wer an sich selbst oder bei seinen Angehörigen Symptome des »Gedächtnisverlustes« wahrnimmt, gerät – wie durch populäre Bücher und Artikel suggeriert oder gebahnt – in Panik, denn ein sinnvolles Leben scheint damit sein Ende gefunden zu haben. Wie das Beispiel des einzigen ernst zu nehmenden deutschen

Playboys von Weltrang vor einiger Zeit zeigte, kann das dann dazu führen, dass ein Mensch lieber gleich zur Pistole greift. Eine mögliche Nebenwirkung von Literatur, auf die der Arzt, Apotheker oder Buchhändler wahrscheinlich nicht hingewiesen hat.

Das vorliegende Buch ist eines der ganz wenigen, die eine andere Perspektive auf die als »Demenz« etikettierten Phänomene werfen und Ratschläge geben und Anleitungen zur Verfügung stellen, wie mit ihnen in einer alternativen Weise umgegangen werden kann. Ziel ist dabei stets, die Kommunikationsfähigkeit bzw. Kommunikation der Beteiligten aufrechtzuerhalten. Denn der menschliche Geist (lat. *mens*) ist nicht das Produkt des Gehirns allein, sondern des ganzen menschlichen Körpers in Kommunikation mit anderen menschlichen Gehirnen in ihren Körpern – die De-*mens* ebenfalls.

Im Griechenland des klassischen Altertums wurden Individuen, die sich aus der Kommunikation der Gemeinschaft, der Stadt, des Hauses bzw. der erweiterten Familie ausschlossen und irgendwo in den Wäldern als Einsiedler allein und fern der Kommunikation ihr Leben fristeten, »Idioten« genannt. Man verblödet ohne Kommunikation, das ist der Hintergrund, warum die Aufrechterhaltung der Kommunikation – und zwar die Kommunikation unter Erwachsenen, nicht zwischen vermeintlichen Kindern und Erwachsenen – der Königsweg im Umgang mit all den Phänomenen ist, die unter dem Etikett »Demenz« zusammengefasst werden. Das betrifft auch die Kommunikation mit sich selbst …

Wie diese geschehen kann, wird in diesem Buch lösungsorientiert und praxisnah erläutert und ist für alle hilfreich, die mit solch einer Diagnose konfrontiert sind, sei es, dass sie ihnen selbst verabreicht worden ist oder Menschen, mit denen sie privat als Angehörige oder als professionelle Helfer zu tun haben.

Die Lektüre eröffnet eine Möglichkeit, der schwarzen Magie des Wortes mit einem Gegenzauber zu begegnen.

Prof. Dr. med. Fritz B. Simon

Ein kurzer Brief an die Leser

Liebe Leserin, lieber Leser,

glücklich ist, wer vergisst, was doch nicht zu ändern ist. Dieser Liedtext aus der Operette »Die Fledermaus« lässt sich auch gut auf das Vergessen anwenden. Vergessen muss keine Katastrophe sein. Man könnte es sogar als Kunst ansehen, die glücklich machen kann – vorausgesetzt, man vergisst, was man vergessen will. Und wenn schon nicht glücklich, so kann man dem Vergessen durchaus auch gelassen begegnen. Das wollen wir hier gemeinsam üben.

Das Thema »Demenz« ist vielen Menschen so angenehm wie eine Darmspiegelung. Wenn möglich, vermeidet man es, darüber zu reden, und vermeidet es auch, über Gedächtnisausfälle und viele weitere Symptome einer demenziellen Erkrankung offen zu sprechen. Menschen mit Demenz laufen weltweit Gefahr, stigmatisiert zu werden.[1] Damit will dieses Buch aufräumen. Es soll der Demenz in fünf Schritten ihren Schrecken nehmen. Vermutlich wird sie zwar auch trotz dieses Buches nicht so sympathisch werden wie eine Nacht mit einem italienischen Liebhaber oder ein gutes Gläschen Rotwein, aber zumindest sollte sich zeigen, dass sie durchaus liebevolle und zärtliche Seiten hat.

Aber vielleicht kann man ja auch etwas tun, um gar nicht erst dement zu werden – und wenn es doch geschieht, dann wenigstens, um *geistreich* dement zu werden. Dieses Buch möge also eine präventive Wirkung für all jene entfalten, die nie dement werden wollen – es gibt hierfür einige Tipps und Tricks, die das Risiko unter Umständen reduzieren. Und falls man wider Erwarten doch irgendwann mit Gedächtnislücken und dergleichen mehr zu kämpfen hat, möge es zumindest eine wohltuende Wirkung haben, indem es Möglichkeiten aufzeigt, wie man mit solchen »Ausfällen« ganz praktisch umgehen kann. Es ist damit natürlich auch für all jene geschrieben, die täglich Menschen mit Demenz im häuslichen Umfeld oder auch professionell betreuen.

Je fortgeschrittener die Erkrankung ist, desto mehr Pflege ist notwendig und desto schwieriger kann es für den Familienverband werden, eine permanente Eins-zu-eins-Betreuung zu ermöglichen. Dennoch geht es hier nicht um pflegerische Tipps für Angehörige, denn dazu gibt es bereits genug Literatur. Stattdessen möchte ich die mit dieser Erkrankung häufig verbundene Stigmatisierung ein Stück weit auflösen.

Dieses Buch enthält geistreiche Denk- und Schreibaufgaben (stets markiert durch einen Stift), die zu einer aktiven Auseinandersetzung mit dem Thema einladen sollen. Besonders wichtige Botschaften sind als »Merksätze« hervorgehoben (markiert durch ein Gehirn), und ein wenig philosophisch-wissenschaftliches Rüstzeug befindet sich als Einschub in separaten »Kästchen« (markiert durch ein aufgeschlagenes Buch), die man beim Lesen aber auch überspringen kann – außer man ist an solchen Betrachtungen ausdrücklich interessiert. Ansonsten empfiehlt es sich, die Schritte einzeln und nacheinander zu vollziehen, da sich die eingangs häufig gestellten Fragen gegen Ende aufzulösen beginnen. Es ist ein wenig wie bei einem Krimi. Sie werden sich bis zur Mitte des Buches vielleicht fragen, worauf das alles hinausläuft, wohin die Fäden ziehen, die hier gesponnen werden, um dann gegen Ende festzustellen, dass ein Muster erkennbar wird.

Unser gemeinsamer Tanz rund um das Thema beginnt bei der Frage, was eine Demenz eigentlich wirklich ist (Schritt 1). Dann widmen wir uns dem Demenz-Screening (Schritt 2) sowie einer potenziellen Demenzdiagnose und der Frage, wie man mit ihr umgehen kann (Schritt 3). Wir sehen uns auch Gründe an, die für die Stigmatisierung von Menschen mit Demenz in Frage kommen könnten – allen voran die »Säuglingsmetapher«[2], d. h. die Infantilisierung oder angebliche »Rückentwicklung« alter Menschen mit Demenz zum Kind, Kleinkind oder gar Säugling (Schritt 4). Schließlich gelangen wir zu jenem Zustand, vor dem so gut wie allen Menschen graut – der Demenz in ihrer »schwersten« Ausprägung (Schritt 5). Dabei ist es irrelevant, ob man überhaupt eine Demenz hat, je eine haben wird (mit oder ohne Diagnose) oder sich einfach nur davor fürchtet.

Es werden viele Fragen auftauchen – etwa: Was ist eigentlich das »Denken« genau? Wie kann einem das »Gedächtnis« abhandenkommen? Das gesamte Gedächtnis oder nur ein »Stückchen« desselben? Ist alles, was die Kognition und das Gedächtnis letztlich ausmacht, im Gehirn und nur dort anzusiedeln? Und falls das nicht so wäre (was sich schließlich zeigen wird), dann kann man ja, selbst wenn das Gehirn durch neurodegenerative Prozesse geschädigt ist, noch etwas tun, um in der Kommunikation zu bleiben. Und diese Kommunikation wird sich als zentral herausstellen, um der Demenz zu begegnen.

Wir werden sehen, dass es an der Kommunikation keinen Weg vorbei gibt. Auch dieses Buch ist Kommunikation – geschriebene Worte, die Sie zu lesen imstande sind. Und gerade diese Lesefähigkeit bleibt bei Menschen mit Demenz oft erstaunlich lange erhalten.[3] Es wird sich zeigen, dass es vor allem darum geht, in der Kommunikation zu bleiben – wie fortgeschritten eine Demenz auch sein mag.

Dieses Buch ist so geschrieben, dass es Sie mitunter direkt anspricht, wir hier also direkt miteinander kommunizieren – wenn auch nur in schriftlicher Form und ohne unmittelbares Feedback. Falls Sie meinen, bereits eine beginnende Demenz zu haben oder diese auch schon von einem Spezialisten als solche erkannt wurde, wäre es sinnvoll, es gemeinsam mit jemandem durchzuarbeiten, der zu einem wertschätzenden und geistreichen Gedankenaustausch rund um dieses etwas sperrige Thema bereit ist. Falls Sie weit davon entfernt sind, eine Demenz bei sich selbst zu bemerken und präventiv etwas tun wollen, dann benötigen Sie natürlich – wie bei jedem anderen Buch auch – keine wie auch immer geartete Hilfe.

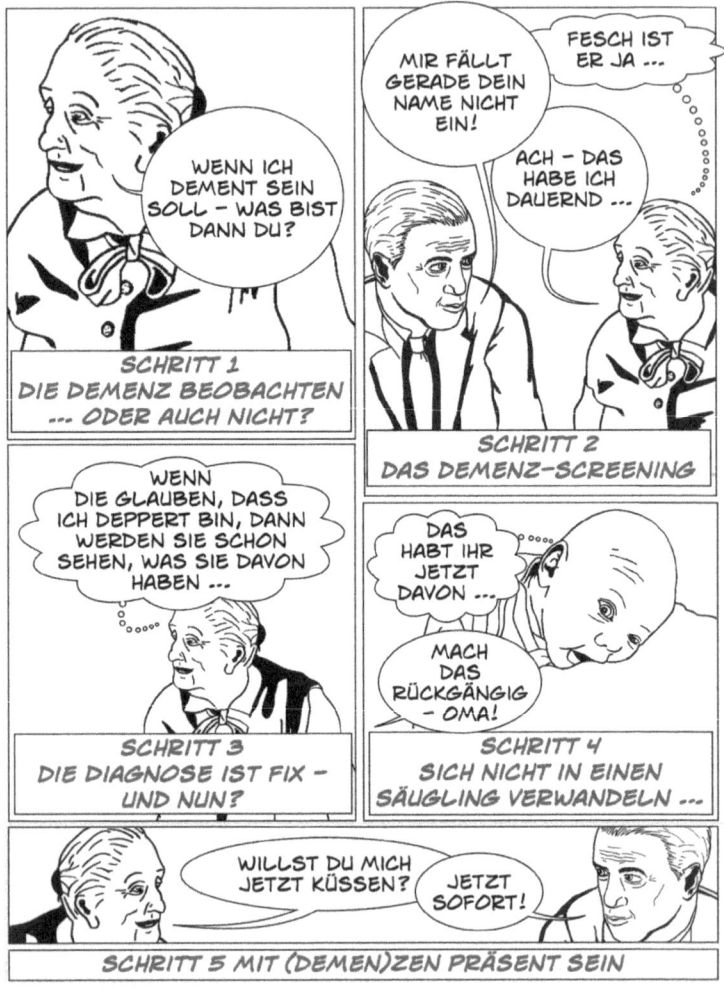

Abb. 1: Fünf Schritte auf einen Blick

Ebenso ist es als Schreib- und Erinnerungsbuch gedacht, um festzuhalten, was es noch dringend festzuhalten gibt, ehe die Fähigkeiten dafür vielleicht irgendwann einmal verloren gehen. Denn: Gesprochenes verfliegt – wie eine schöne Melodie im Wind. Geschriebenes jedoch hat Bestand, kann immer wieder gelesen werden – selbst, wenn man es immer wieder vergisst. Schriftlich Fixiertes wirkt als Memo – als »Erinnerungsstütze« oder »Gedächtniskrücke« – und warum sollte man im Alter oder auch in der Jugend keine Stützen oder Krücken gebrauchen?

In diesem Sinne wünsche ich Ihnen viel Freude beim Tanzen rund um das Thema »Demenz« und, falls es notwendig erscheint, auch viele konstruktive, selbst gefundene Lösungen für das »Demenzproblem«. Fürchten werden Sie sich am Ende dieses Buches hoffentlich nicht mehr davor. Was nicht unbedingt heißt, dass Sie sich darauf freuen werden – das wäre doch etwas zu viel verlangt. Aber vielleicht gelingt auch eine »neutrale«, entspannte und gelassene Haltung.

Wörtlich könnte man den Begriff *Demenz* übersetzen als »ohne Geist« bzw. »weg vom Geist«[4]. Es ist tatsächlich kein sehr vorteilhaftes Wort, um der Komplexität des menschlichen Denkens und Verstandes gerecht zu werden. Alleine der Gedanke an einen Zustand »ohne Geist« lässt einem doch das Blut in den Adern förmlich gefrieren. Selbst einer Kaulquappe wird von Biologen ein Quäntchen Verstand zugedacht. Und wir Menschen sollen in einen dementen – ohne Geist oder Denkkraft seienden – Zustand gelangen können? Wer hat sich das nur ausgedacht?

Es wäre daher von Vorteil, wenn der Demenzbegriff durch einen anderen Ausdruck ersetzt würde, der das zu Beschreibende besser erfassen kann – so schwierig das auch ist, wenn man einen kurzen Begriff für eine ganze Palette an Verhaltens- und Denkweisen sucht. Tatsächlich gibt es Tendenzen, von »neurokognitiven Störungen«[5] statt von Demenzen zu sprechen. Der Wortteil »neuro« deutet auf das Gehirn, »kognitiv« meint die Kognition, das Denken betreffend, und was eine Störung ist, kann als allgemein bekannt vorausgesetzt werden. Eine Leitung kann »gestört« sein, ein Verhalten als »gestört« bezeichnet werden und im schlechtesten Fall ein Mensch eine »Störung« oder »Beeinträchtigung« diagnostiziert bekommen. Dann ist es, beispielsweise, ein »Mensch mit Demenz«.

Es wird hier versucht, Demenzen aus einem etwas anderen Blickwinkel zu betrachten als »gewöhnlich«, wobei die Demenz vom Alzheimer-Typ in dieser Arbeit im Vordergrund steht. Verschiedenste Erkrankungen können zu einem Demenzsyndrom führen, die häufigsten Ursachen sind jedoch die Alzheimer-Krankheit (ca. 65 %), die vaskuläre Demenz (ca. 10–20 %) und Mischformen der beiden.[6] Die Unterscheidung zwischen verschiedenen Demenzformen erweist sich in der Praxis oftmals als schwierig, was jedoch nicht Inhalt dieses Buches sein soll. Hier geht es ausschließlich darum, neue Sichtweisen und Handlungsmöglichkeiten für Menschen mit Demenz (vorwiegend, aber eben nicht ausschließlich vom Alzheimer-Typ) und Angehörige sowie im professionellen Umfeld von Menschen mit Demenz Arbeitende (Pflegefachkräfte, Besuchsdienste etc.) zu eröffnen.

Die Alzheimer-Erkrankung ist dadurch charakterisiert, dass es zu Einschränkungen der kognitiven Leistungsfähigkeit kommt, die über einen gewissen Zeitraum (mindestens 6 Monate) bestehen müssen und die Aktivitäten des täglichen Lebens beeinträchtigen. Der Beginn ist schleichend, und es fehlen Hinweise auf System- oder Hirnerkrankungen, sowie neurologische Herdzeichen, die auch eine Demenz verursachen können.[7] Die Demenz vom Alzheimer-Typ wird zum gegenwärtigen Zeitpunkt als nicht heilbar angesehen, lediglich der Verlauf kann verlangsamt werden, und auch die Ursachen der Erkrankung sind nicht geklärt. Und wenn man auch medikamentös zum gegenwärtigen Zeitpunkt nicht viel tun kann, um Betroffenen zu helfen, so lässt sich an der Sichtweise der Demenz durchaus etwas zum Positiven verändern. Damit ist auch jenen geholfen, die eine solche Diagnose bekommen.

Es soll schließlich Menschen geben, die einen Zustand, in dem das Denken »zur Ruhe« kommt, direkt und geradlinig anstreben. Möglicherweise hat der Zustand der tiefen Zen-Meditation, wo das Gestern und das Morgen völlig irrelevant werden, einige Ähnlichkeiten mit DemenZen in ihrer schwersten Ausprägung. Dennoch ist es natürlich ein Unterschied, ob ich aus der Meditation auch wieder aufstehen kann, um mir im Supermarkt eine Wurstsemmel zu kaufen, oder ob ich in diesem »Ruhezustand« unfreiwillig gefangen bin.

Dieses Buch soll den Blick weg von den Defiziten lenken, weg vom »De-« der Demenz, und ihn stattdessen hin zu den

Möglichkeiten und Chancen einer Demenz richten, denn sie ist nicht nur mit Verlusten verbunden, sondern auch mit Gewinnen – vielleicht nicht unbedingt im Sinne eines Lottogewinns, aber jedenfalls mit einer Reise in ein fernes, aber spannendes und noch relativ unerforschtes Land.

Ist nicht ein gewisses Ausmaß an »Vergesslichkeit« durchaus »normal«? Geht es uns nicht allen so? Bei der Demenz vom Alzheimer-Typ stehen zu Beginn häufig Beeinträchtigungen des »episodischen Gedächtnisses« im Vordergrund, d. h. für das, was wir im Alltag als »Erinnerung« bezeichnen. Es können aber sehr wohl auch bereits von Anfang an Beeinträchtigungen des semantischen Gedächtnisses vorhanden sein.[8] Episoden sind Erinnerungen an das, was man erlebt hat, z. B. die eigene Biografie, die man sich jedoch – wie wir sehen werden – gerne auch so »zurechtzimmert«, wie es einem angenehm oder mitunter auch unangenehm ist. Das semantische Gedächtnis bezieht sich auf das Allgemeinwissen. Auch das Wissen über Wort- und Zeichenbedeutungen wird dem semantischen Gedächtnis zugerechnet.[9]

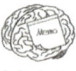 **Merksatz**

Meist stehen Beeinträchtigungen des Gedächtnisses bei der Demenz vom Alzheimer-Typ zu Beginn im Vordergrund.

Um ein Gedicht auswendig wiedergeben zu können, müssen wir es in aller Regel einige Male wiederholen – außer, Sie sind ein Gedächtniskünstler und merken es sich nach einmaliger Darbietung fehlerfrei. Wie lange brauchen Sie, um die Anfangsverse aus Friedrich Schillers »Das Lied von der Glocke« auswendig wiedergeben zu können? Wie viele Wiederholungen brauchen Sie? Und wie lange brauchen dafür Ihre Bekannten oder Verwandten? Wie oft müssen diese es wiederholen? Stoppen Sie ruhig die Zeit. Und dann, wenn Sie meinen, dass Sie sich diese Zeilen gemerkt haben, überprüfen Sie Ihre Lernleistung noch

einmal nach 5 und nach 30 Minuten. Haben sich Fehler eingeschlichen?

> »Fest gemauert in der Erden
> Steht die Form, aus Lehm gebrannt.
> Heute muß die Glocke werden.
> Frisch, Gesellen! seyd zur Hand.
> Von der Stirne heiß
> Rinnen muß der Schweiß,
> Soll das Werk den Meister loben,
> Doch der Segen kommt von oben.«[10]

Keine Sorge – das ist völlig normal! Sie dürfen hier Fehler machen. So viele Fehler, wie auch immer Sie wollen. Die Zeit, die
Sie brauchen, um sich diese Zeilen zu merken, ist *Ihre* Zeit. Vergleichen Sie sie nicht mit der Zeit Ihrer Bekannten oder Verwandten, auch wenn es schwerfällt, auch wenn wir das seit unserer Schulzeit alle so gewohnt sind und auch wenn ich Sie sogar dazu aufgefordert habe. Wir neigen dazu, was auch immer
wir tun, mit dem zu vergleichen, was andere tun. Nur auf der
Basis dieses Vergleichs sind Diagnosen von Beeinträchtigungen
überhaupt möglich.

Hier geht es darum, das Bewusstsein dafür zu schärfen, dass
wir alle laufend Informationen vergessen und dass das eben
normal ist – weil es wirklich jeden Menschen betrifft. Es ist
auch *normal,* eine Nase zu haben und Ohren, weil man diese
eben bei Menschen grundsätzlich beobachten kann. Diese Nasen und Ohren haben dennoch eine ganz individuelle Form,
ähnlich wie ein Fingerabdruck. Keine Nase gleicht der nächsten,
kein Gehirn gleicht einem anderen haargenau. Diese Strukturen
haben gewisse Ähnlichkeiten, abhängig vom Alter, Geschlecht
und vielen weiteren Faktoren, und aufgrund dieser Ähnlichkeiten definieren wir eine »Norm«. Wir definieren sozusagen,
wie groß der Unterschied zu einer »Normnase« sein darf, damit

die vorhandene Nase als »normal« gilt. Ebenso verfahren wir, wenn wir Gehirnaufnahmen untersuchen. Ohne Abgleich oder Vergleich mit einem vorausgesetzten »Normzustand« lässt sich kein Bild beurteilen. Was normal ist oder nicht, unterliegt somit bereits einer menschlichen Definition und ist nicht »in den Nasen« oder »in den Gehirnen« vorgegeben.

 Merksatz

Was »normal« ist und was nicht, wird von Beobachtern entschieden, die etwas (eine Nase, ein Gehirn, eine motorische Bewegung, eine Sprachäußerung etc.) beobachten und kategorisieren, d. h. einordnen.

Es ist oft schwierig zu beurteilen, ob Abbilder eines Gehirns für diesen speziellen Menschen nun *normal* sind oder nicht – weil die Aufnahmen vor einer Änderung des Erlebens und Verhaltens fehlen. Gehirnaufnahmen werden ja meist erst angefertigt, wenn sich im Erleben und Verhalten eines Menschen etwas ändert. Dann fehlt aber die individuelle Vergleichsbasis.

Wir können uns nicht alles merken, und dennoch hat jeder Mensch, ganz individuell, eine ganz eigene Merkleistung und individuelle, intrapsychische neuronale Vernetzungen. Wir wissen oft nicht einmal die einfachsten Details unseres täglichen Lebens. Versuchen Sie einmal, aus dem Gedächtnis ein Herrenfahrrad zu zeichnen, möglichst wirklichkeitsgetreu und ohne irgendwo nachzuschauen. Wenn Sie Ihr ganzes Leben lang Räder repariert oder verkauft haben, wird Ihnen diese Aufgabe nun leichter fallen als jemandem, der vielleicht einmal im Jahr ein Fahrrad benutzt. Hier ist Platz für Ihr Herrenfahrrad:

Wenn Sie meinen, dass Sie ein Fahrrad gezeichnet haben, dann vergleichen Sie Ihr Bild mit einem realen Rad. Der italienische Designer Gianluca Gimini hat diese Aufgabe ebenso gestellt und dann nach solchen Zeichnungen virtuell Fahrräder »konstruiert«, die täuschend echt aussehen. *Er* nennt diese Kunstwerke »Velocipedia«[11]. Die Räder haben bestenfalls Ähnlichkeiten mit real existierenden Drahteseln. Die Reifen sind zu dick, zu klein, zu groß, die gesamten Proportionen stimmen nicht mit funktionstüchtigen Fahrrädern überein. Dies fällt aber natürlich den Personen, die diese Zeichnungen fabrizieren, nicht auf. Die folgende Skizze eines Herrenfahrrads (Abb. 2) stammt von einer 24-jährigen Studentin. Darunter befindet sich das dazu passende, virtuell konstruierte Bild des skizzierten Rades.

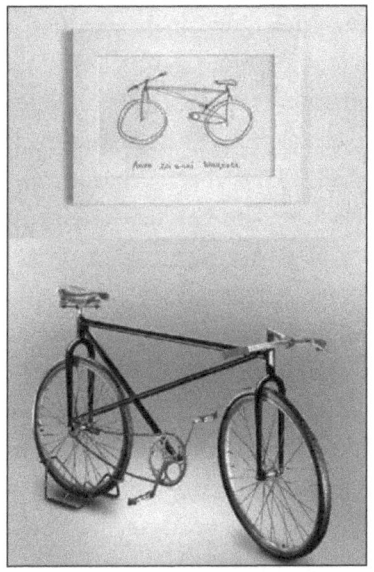

Abb. 2: Velocipedia von Gianluca Gimini

Es ist doch höchst erstaunlich, dass es so schwierig ist, etwa die korrekten Proportionen eines Rades »aus dem Gedächtnis« zu zeichnen, ganz ohne Vorlage. Es ist nicht nur erstaunlich, sondern eben ganz normal und nichts, was man als krankhaft einstufen würde. Manche Menschen sagen auch gleich, dass sie nicht zeichnen können, und probieren es erst gar nicht. Auch dieses Verhalten gilt als völlig normal und hat keinen Krankheitswert.

So ist es eben auch ganz *normal*, sich nicht jeden Satz eines Buches zu merken, ja noch nicht einmal den genauen Wortlaut einiger Verse aus einem berühmten Gedicht. Können Sie es an dieser Stelle noch einmal aufsagen? Es ist auch *normal*, dass man Alltagsgegenstände nicht wirklichkeitsgetreu ohne Vorlage zeichnen kann. Niemand spricht hier von einer *Störung*. Was ist dann aber nicht mehr normal und warum?

Meist fängt es plötzlich an und kommt quasi aus dem Nichts. Eben noch wollte man – ja, wohin nur? Eben noch wollte man etwas sagen – was nur? Eben noch war man mitten in einem Gespräch – aber jetzt hat man ganz plötzlich den Faden komplett verloren und muss erst wieder die Enden verknüpfen. Man wird ganz schnell etwas gefragt – aber weiß nicht ebenso schnell die Antwort. Das wirkt schon sehr verdächtig. Wenn man eine Weile Zeit zum Nachdenken hat, fällt es einem möglicherweise schon wieder ein. Und erst recht, wenn man irgendwo nachschauen kann. Aber gerade das Nachschauen ist schwierig, wenn man in der Tiefgarage steht und sein Auto nicht findet. Manchmal kann es hier helfen, auf den Knopf des Zündschlüssels zu drücken und zu hoffen, dass man dann ein »Klick« hört, wenn sich die Türen öffnen. Meistens ist es jedoch vorteilhafter, sich das Parkdeck zu notieren – denn dann kommt man gar nicht erst in die missliche Lage, dass man sein Auto in der Garage nicht mehr wiederfindet.

Und darum gleich zu Beginn ein Tipp gegen Vergesslichkeit und Verwirrtheit:

Schreiben Sie! Schreiben Sie sich alles auf, was Sie vergessen, zur Not auch auf den Unterarm. Machen Sie sich Notizen und motivieren Sie sich zum Lesen. Lassen Sie sich alles vorlesen, was Sie selbst nicht mehr lesen können. Und tun Sie das immer und immer wieder. Helfen Sie Ihrem Gedächtnis und Ihrem Denken geduldig immer wieder auf die Sprünge, wenn Sie merken, dass Sie (kleine) Aussetzer haben, und benutzen Sie auch das vorliegende Buch in diesem Sinne. Es ist nicht nur zum Lesen und Denken, sondern auch zum Hineinschreiben gedruckt worden. Je mehr Sie lesen und schreiben, desto besser koppeln und vernetzen Sie sich – und je besser Sie gekoppelt und vernetzt sind, desto schwieriger können Sie »Ihr Gedächtnis« verlieren. Sie können es im Grunde genommen gar nicht komplett verlieren, weil Sie dazu auch die anderen Menschen (die soziale Umwelt) und extern existierende Aspekte der Wirklichkeit (Straßennamen, Kalendereinträge, Geburtsurkunden etc.) »verlieren« müssten.

Schließlich handelt es sich bei den fünf Schritten in diesem Buch nicht um vorgefertigte Lösungen, sondern auch um Fragen, die in gedankliche Bereiche führen mögen, in die man sich ohne diese Fragen wahrscheinlich nie bewegt hätte. Schön wäre es, wenn sich schließlich ganz unkompliziert zeigen möge, dass man weder seinen Verstand noch sein Gedächtnis noch seine soziale Umwelt *verlieren* kann – zumindest nicht auf die gleiche Weise, wie man einen Autoschlüssel verliert. Was man allerdings verlieren kann, ist die Fähigkeit, in der *Kommunikation* über seine Person, Details der Umgebung und vieles andere zu bleiben.

> »Der Verlust der Kommunikationsfähigkeit ist ein typisches Charakteristikum der Demenz. Zusätzlich machen sich Störungen der Alltagskompetenzen bemerkbar.«[12]

Das ist aber, so versuche ich hier zu zeigen, ein großer Unterschied, verglichen mit einem Verlust des Gedächtnisses, der Orientierung, des »Denkens« und vieler anderer Fähigkeiten *an sich*.

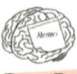 **Merksatz**

Das Denken (der Verstand) entsteht und vergeht durch Kommunikationsprozesse.

Die Kommunikation kann man versuchen so lange als möglich aufrechtzuerhalten und zu fördern – was man auch »Kommunikationsmanagement« im Sinne einer nicht-medikamentösen Therapie der Demenz nennen kann.[13] Auch wenn es mit Voranschreiten der Erkrankung möglicherweise immer aufwendiger wird, in der Kommunikation zu bleiben.

 Merksätze

Man kann sein Gedächtnis nicht verlieren wie einen Autoschlüssel. Man kann jedoch die Fähigkeit verlieren, in der Kommunikation über Autoschlüssel zu bleiben.

An seinen Kommunikations- und Reflexionsfähigkeiten kann man zeitlebens arbeiten und sie verbessern.

Wenn man weiß, an welchem Hebel man auch präventiv ansetzen kann, d. h., wie man die Wahrscheinlichkeit für das Auftreten einer Demenz reduzieren kann, dann kann man eben auch etwas unternehmen, um seinem kognitiven Abbau entgegenzuwirken. Wenn man jedoch meint, dass Menschen mit Demenz ihr Gedächtnis oder ihren Verstand *verlieren*, so wie man einen Zahn verlieren kann, der einem gerade gezogen wurde, dann kann man dagegen ja eigentlich nichts mehr machen – erst recht, wenn der Zahn vielleicht in einen Gully gefallen ist und sich nun im Kanalsystem befindet. Kann auch das Gedächtnis oder der Verstand in den Kanal gelangen? Wir werden hier sehen, dass das in gewisser Weise unmöglich ist.

Ebenso möge sich zeigen, dass im Schweren immer auch etwas Leichtes verborgen liegt, dass bei allen Defiziten immer auch

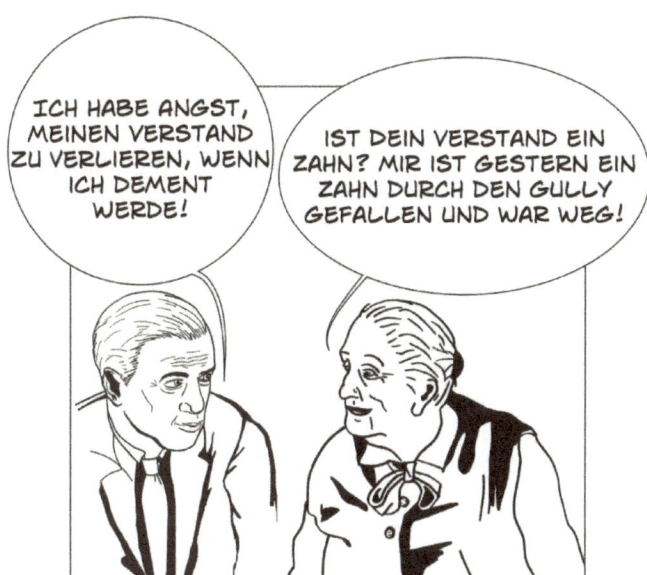

Abb. 3: Mein Verstand ist im Gully?

Ressourcen zur Verfügung stehen, wenn man sie nur sehen will.

»Denkstörungen«, die mit einem demenziellen Geschehen häufig verbunden sind, führen auch gerne zu »Wortneubildungen« und diese »Wortneubildungen« wiederum zu ganz neuen, noch unbekannten und unerforschten Welten. Solche Kunstworte, wie zum Beispiel »Armwinder« oder »Glashubbel«, kann man sich selbst kaum ausdenken, weil man viel zu sehr in seinen von klein auf wohl antrainierten sprachlichen Schleifen gefangen ist. Dazu ist es notwendig, die klassische Sprachstruktur aufzubrechen und die klassischen Regeln der Logik zu verlassen. Sind wir bereit, diese mitunter realitätsfernen und in gewisser Weise durchaus *fantastischen* Welten zu betreten?

Wiederholung der einleitenden Merksätze

- Meist stehen Beeinträchtigungen des Gedächtnisses bei der Demenz vom Alzheimer-Typ zu Beginn im Vordergrund.
- Was »normal« ist und was nicht, wird von Beobachtern entschieden, die etwas (eine Nase, ein Gehirn, eine motorische Bewegung, eine Sprachäußerung etc.) beobachten und kategorisieren, d. h. einordnen.
- Das Denken (der Verstand) entsteht und vergeht durch Kommunikationsprozesse.
- Man kann sein Gedächtnis nicht verlieren wie einen Autoschlüssel. Man kann jedoch die Fähigkeit verlieren, in der Kommunikation über Autoschlüssel zu bleiben.
- An seinen Kommunikations- und Reflexionsfähigkeiten kann man zeitlebens arbeiten und sie verbessern.

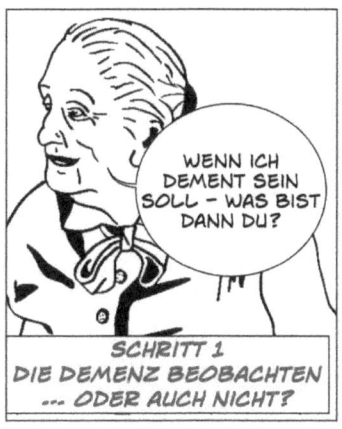

Abb. 4: Der erste Schritt

Dement? – Ich doch nicht!

Wir meinen alle, ganz gut darüber informiert zu sein, was eine »Demenz« ist. Oder etwa nicht? Woran denken Sie, wenn Sie dieses Wort hören? An einen konkreten Menschen mit Demenz? Oder an einen dunkel gekleideten Verbrecher? Gesucht wäre dann der gefürchtete und brutale »Räuber des Denkens«, der niederträchtige »Räuber des Geistreichen«, der durch die Gassen streift, ältere oder alte Menschen, mitunter aber auch relativ junge[14], heimsucht und deren Geister und Gedächtnisse brutal in Stücke zerhackt. Auch heißt es in der Regel, dass man gegen eine Demenz (vom Alzheimer-Typ) nichts unternehmen kann, sie nicht heilen kann und daher diesem »Geistesräuber« hilflos ausgeliefert ist. Überwältigung völlig zwecklos.

So hat zum Beispiel fast jeder Mensch schon einmal eine »Horrorgeschichte« eines alten Menschen mit Alzheimer oder einer anderen Demenzform gehört. Und weil die Erkrankung so häufig ist, kennt fast jeder auch einen mehr oder weniger dementen Menschen. Da gibt es die, so wird erzählt, die den Schrank als Toilette benutzen. Dann gibt es auch jene, die sich mit Händen und Füßen dagegen wehren, eine bestimmte Sitzposition einzunehmen, die den ganzen Tag herumlaufen – auf der Suche nach irgendetwas Unbestimmtem. Oder auch jene, die pausenlos eine Kaffeeuntertasse streicheln.

Da sind sie also, die ganz realen Bilder von Menschen, die sich schon in einem fortgeschrittenen Stadium der Erkrankung befinden. Und was, wenn ich da auch einmal landen sollte? Werde ich dann in ein gut umzäuntes Demenzdorf gesperrt? Werde ich den ganzen Tag dauerüberwacht? Ist an diesen Geschichten etwas dran, das durchaus berechtigt ist? Sind diese Ideen nur Hirngespinste, oder gibt es sie wirklich – die rastlose Demenzpatientin? Die alte Frau, die ständig glaubt, dass ihr jemand die Unterhosen aus dem Schrank entwendet, und die auch durch noch so viel gutes Zureden nicht vom Gegenteil zu überzeugen ist?

Es gibt sie schon! Es wäre ja gelogen, so zu tun, als gäbe es keine (umzäunten) »Demenzdörfer«[15]! Natürlich gibt es sie. Man kann und darf das nicht schönreden. Denn das Leid, das damit verbunden ist, ist auch nicht schönzureden – wobei ein »Demenzdorf« mit integriertem Supermarkt durchaus mehr Freiraum gibt als »Demenzstationen« in Pflegeeinrichtungen.

Kann man diesem Zustand auch irgendetwas Positives oder zumindest etwas »Neutrales« abgewinnen, sei er auf den ersten Blick auch noch so schwer und ein Stück weit auch unwürdig? Wer möchte schon gerne von jemandem gewaschen und angezogen werden, wenn man dies fast sein ganzes Leben lang selbst machen konnte. Wer möchte schon rastlos umherlaufen und den Weg nach Hause nicht mehr kennen? Wer möchte schon in so eine Abhängigkeitsspirale kommen? Und dies alles als erwachsener Mensch.

Muss man etwa schon dement sein, um diesen Zustand in irgendeiner Weise gut finden zu können? Aber wie können wir Beobachter von »außen« sagen, dass eine »schwere« Demenz so entsetzlich ist? Haben wir es schon selber am eigenen Leib erlebt? Können wir uns also auch wirklich in diese Situation einfühlen? Und wenn wir das nun nicht können, weil wir noch nie in so einer Situation waren, woher wollen wir dann wissen, dass sich das nicht vielleicht gut oder zumindest »neutral« anfühlt? Oder schlussfolgern wir es aus den verzweifelten Blicken der Angehörigen, die oft nicht wissen, wie sie jemanden, der permanent – auch nachts – davonläuft, vor sich selber beschützen sollen, und die voller Sorge und auch schambesetzt den Abbauprozess beobachten?

 Merksatz

Wir können nicht wissen, dass der Zustand einer Demenz »schrecklich« ist – solange wir nicht selbst in dieser Situation waren und sie auch so empfunden haben.

Es ist noch niemand aus einer bereits sehr fortgeschrittenen, demenziellen Erkrankung in ein »normales«, eigenständiges Leben zurückgekehrt, um uns zu berichten, wie man die Welt wahrnimmt, wenn man kaum mehr Begriffe zur Verfügung hat, um sich auszudrücken. Es gibt einige Erfahrungsberichte von Menschen im leichten bis mittleren Stadium solch einer Erkrankung, etwa von Richard Taylor[16]. Und es gibt immer mehr Menschen, die von einer Demenz betroffen sind und ganz offen damit umgehen.[17] Denn: Die Entwicklung geht ganz klar in die Richtung, dass man den Menschen mit Demenz zuhört, sie immer wieder aufs Neue in die Kommunikation hineinholt – und dies bis in die »späten« Stadien der Erkrankung hinein.[18]

Wie denkt man, wenn man sich angeblich kaum mehr an etwas erinnern kann? Wie ordnet man seine Welt, wenn man sich nicht mehr klar ausdrücken kann und die Begriffe nicht spontan zur Verfügung stehen? Und wie nimmt man all die bemühten Menschen rund um einen wahr, von denen man oft nicht mehr bewusst weiß, wer sie eigentlich sind? Weiß man es vielleicht unbewusst? Ist im »Hintergrund« das gesamte, lebenslang erfahrene »Wissen« implizit vorhanden und nur nicht explizit abrufbar? Wie kann man sich das vorstellen? Wie eine Art Leere im Dasein? Wie ein großes, schwarzes Loch? Oder ist es doch eher ein rosa Loch mit Fransen? Und was wissen wir überhaupt über dieses Denken, über diesen Verstand, der einem da angeblich abhandenkommt. Kommt einem wirklich etwas »abhanden«? Verliert man tatsächlich »sein Gedächtnis«? Und wie geht das genau vor sich?

Ein geistreiches Demenz-Screening der etwas anderen Art

Möglicherweise wissen wir über das Denken viel weniger, als wir mitunter glauben zu wissen. »Hockt« das Denken im Gehirn? Wenn ja – wo genau? Die Sichtweise, dass einzelne Denkfunktionen nur schwer an einzelnen Stellen im Gehirn zu lokalisieren sind, hat sich zugunsten einer »Netzwerkhypothese« bereits etabliert.[19]

Was heißt es überhaupt genau, »etwas« zu denken? Dies sind zutiefst existenzielle Fragen, an denen sich auch schon viele namhafte Philosophen die Zähne ausgebissen haben. Aber wir wollen so frech sein und hier auch ein wenig darüber nachdenken – völlig unabhängig davon, zu welchen »Lösungen« andere vor uns schon gekommen sein mögen.

Denn die wenigsten Philosophen haben über »Demenzen« geschrieben, was daran liegen mag, dass diese meist schlicht als »Krankheiten des Gehirns« betrachtet werden und wurden und somit primär von Neurologen (nicht von Psychiatern) behandelt werden. Demenzen gelten nicht als »Geisteskrankheit«[20]. Das mag erklären, warum die Demenz für Philosophen ein Randthema ist, wenngleich sich gerade die Frage, was eine »Person« ist oder nicht ist, an ihrem Beispiel sehr anschaulich demonstrieren lässt. Ebenso die Frage, ob man seinen Verstand oder Geist nun im Zuge einer Demenz verliert oder doch nicht.

Erst wenn etwas, das davor »da« war, plötzlich »weg« ist oder auch plötzlich »da« ist, obwohl es vorher »weg« war, wird ein Verhalten erklärungsbedürftig. Wenn etwas jedoch nie »da« war, ein Ehemann zum Beispiel niemals kochen musste, dann wird es auch nicht auffallen, wenn er es plötzlich nicht mehr tut. Denn er hat es ja nie getan. Verhalten kann somit nur dann »auffällig« werden, wenn es sich plötzlich ändert, also ein Unterschied wahrnehmbar wird. Wo kein Unterschied wahrgenommen wird, verfüge ich auch über keinerlei Information.[21]

Ich kann meinen Arm nicht heben, wenn ich gar nicht begriffen habe, dass ich einen Arm habe. Ich kann auch nicht meinen Fuß heben, wenn ich es noch gar nicht gelernt habe, zu laufen und meinen Körper zu koordinieren. Hat das etwas mit Denkvorgängen zu tun? Und wenn ja – was genau?

✎ Denk- und Schreibaufgabe

Was ist das Denken genau? _____

_____

Haben Sie schon einmal Ihr eigenes Denken genau

beobachtet? _____

_____

Wo könnte sich Ihr Denken »befinden«? _____

_____

Was ermöglicht uns Menschen das Verarbeiten von Informationen? _____

_____

Was ermöglicht uns Menschen den Zugriff auf bereits Gelerntes? _____

_____

Wie »rufen« wir Menschen Informationen aus dem »Gedächtnis« ab? _____

_____

Was ist menschliche Aufmerksamkeit? _____

Falls Sie die letzten vier Fragen nicht beantworten konnten (was ganz normal ist!), stellt sich die Frage: Was wissen wir wirklich über das Denken oder die Kognition? Und weiterführend: Warum ist ein Thema, nämlich die Diagnose von Beeinträchtigungen des Denkens und der Kognition, mit einer Stigmatisierung verbunden?

Kognitive Beeinträchtigungen – egal welcher Art – gelten nicht nur als höchst unerwünscht, sondern sind auch emotional sehr negativ besetzt. Wovor fürchten wie uns wirklich, wenn es heißt, unser Denken oder unser Verstand sei »gestört«? Kann einem das ein Arzt oder Neuropsychologe schlüssig erklären, was dieses Denken genau ist und wie der Mensch Denkvorgänge produziert? Kann uns ein Arzt Antworten auf diese Fragen geben? Probieren Sie es beim nächsten Arztbesuch ruhig aus. Drehen Sie sozusagen den Spieß um. Jemand sagt: »Ihr Verstand ist gestört!« Und Sie fragen zurück: »Und was ist mein ach so gestörter Verstand genau?«

Wollen Sie schließlich Ihrem Arzt Ihr Denken und Ihren Verstand überlassen? Und warum sollten Ärzte mehr über Ihr

Denken wissen als Sie selbst? Wenn wir aber nun gar nicht so viel über dieses komische »Denken« und »Gedächtnis« wissen, wie kommt es dann, dass niemand gerne über eine Demenz spricht? So, als wäre allen klar, wovon da gesprochen wird und dass es auch peinlich und unangenehm ist, darüber zu sprechen. Aber irgendetwas funktioniert ja bei dieser Erkrankung nicht mehr richtig, sonst gäbe es dieses D-Wort schließlich nicht. An allererster Stelle wird meist die Orientierung überprüft.

Zur Orientierung

Man geht jedenfalls davon aus, dass die Orientierung im Zuge einer Demenz vom Alzheimer-Typ immer mehr abnimmt. Verlieren kann man gewöhnlich seine Geldbörse, seinen Auto-schlüssel oder einen Zettel mit einer wichtigen Telefonnummer. Wie jedoch kann man seine Orientierung verlieren? Wie geht das eigentlich vor sich?

Jeder spricht darüber wie selbstverständlich. Es gibt Bücher, die nennen sich z. B. »Verwirrt nicht die Verwirrten«[22]. Aber was heißt das konkret? Wann und wie wird man verwirrt? Und wie kommt man aus der »Verwirrtheitsspirale« auch wieder heraus, wenn man einmal als »verwirrt« bezeichnet wird? Was kann man tun, wenn man als verwirrt bezeichnet und in einen Pfle-gekontext gebracht wird? Wie kann man sich selber helfen und wie können Pflegefachkräfte einem helfen? Ebenso stellt sich die Frage: Wenn man zu Hause lebt, eventuell auf sich alleine gestellt, wie kann man sich effizient selbst helfen, wenn man merkt, dass man verwirrt ist? Und was können Angehörige zu Hause tun?

Um uns all diesen Fragen anzunähern, müssen wir zunächst einmal der Frage nachgehen, was es eigentlich genau heißt, verwirrt und nicht ausreichend orientiert zu sein. Hier geht es nicht um die Frage, wie ich Orientierung erfrage. Dazu gibt es Interviewleitfäden für die klinische Praxis. Es geht vielmehr um die Frage, was die Orientierung eigentlich ist. Es geht um die

Frage, was das Wesen der Orientierung ist und wie man dieses »Wesen« verlieren kann.

Grundsätzlich werden vier Dimensionen der Orientierung unterschieden – zeitlich, persönlich, situativ und örtlich.[23] Zeitlich bezieht sich auf zeitliche Angaben zur Gegenwart, Vergangenheit und Zukunft. Persönliche Orientierung umfasst alles, was die eigene Person betrifft, sowohl situativ (in welcher Situation befinde ich mich gerade) als auch örtlich (z. B. wo bin ich gerade). Damit ist freilich nicht gesagt, was Orientierung für den einzelnen Menschen bedeutet. Es soll ja Menschen geben, die durchaus mit diesen Ebenen spielen, die sich zum Beispiel jedes Wochenende als Kaninchen verkleiden, weil es dem Ehemann oder der Ehefrau so gefällt, oder sich grundsätzlich um einige Jährchen jünger machen, als sie es tatsächlich sind. Auch hier muss man also darauf achten, dass man die Orientierung individuell beurteilt und den »normalen« Lebenskontext einer Person mitberücksichtigt.

✏️ **Denk- und Schreibaufgabe**

Bearbeitet am _____

Bearbeitet gemeinsam mit _____

Was bedeutet Orientierung für Sie? _____
_____

Wann in »jungen Jahren« waren Sie je desorientiert? Welche Situationen fallen Ihnen ein? _____
_____

Wie entsteht die zeitliche Orientierung? Was benötigen Sie dafür als Hilfsmittel? _____
_____

Wie entsteht die persönliche Orientierung? Welche Hilfsmittel geben Ihnen persönliche Orientierung?
_____

Wie entsteht die situative Orientierung? Woher wissen Sie zum Beispiel, dass Sie gerade dieses Buch durcharbeiten? Welche Hilfsmittel geben Informationen zur Situation?

_____

_____

Wie entsteht die örtliche Orientierung? Woher wissen Sie, wo Sie genau sind, und wie können Sie sich Hilfsmittel zur örtlichen Orientierung beschaffen? _____

_____

Orientierung erfordert die Fähigkeit, Aspekte der Wirklichkeit zu erfassen und zu verarbeiten – mitunter, falls die Merkfähigkeit nachlässt, immer und immer wieder. Orientierung wird über ein Interview, ein Gespräch, erhoben, und eben diese Gespräche erzeugen die Orientierung auch. Ich begrüße mich täglich morgens mit meinem Namen, ich erkenne die Wohnung als meine Wohnung, ich kann mich an Situationen erinnern, die gerade einmal zwei Minuten her sind usw. Wir stehen in einem ständigen, kommunikativen Austausch mit uns selbst und mit unserer Wirklichkeit und orientieren uns, so gesehen, in jedem Moment. Wenn ich Lust und Laune habe, kann ich auch ein rosa Kaninchen sein – für eine Weile. Und man kann sich externer Hilfsmittel bedienen, um die eigene Orientierung mit jener anderer Menschen am selben Ort abzugleichen – z. B. mit einem Kalender, einer Uhr, Zetteln, die den Weg durch die Wohnung weisen, und vielem mehr. Diese externen Hilfsmittel können sehr nützlich sein, um Orientierung zu geben, und eigentlich spricht doch nichts dagegen, solche Hilfsmittel so lange als möglich zu benutzen. Schließlich benutzen auch Menschen ohne Demenz diese Hilfsmittel, weil sie für die _Erzeugung_ von Orientierung essenziell sind.

Schwierig wird es erst, wenn man vergisst, dass man Hilfsmittel benutzen kann, oder nicht mehr weiß, wo man nachschauen könnte, um Informationen zu bekommen. Schwierig wird es, wenn die Demenz so weit fortgeschritten ist, dass man vergisst, dass man sich etwas notiert hat, und auch nicht mehr in der Lage ist, die eigene Schrift zu lesen oder die Bedeutung zu verstehen. Wenn es einmal so weit kommt, ist man tatsächlich auf die Hilfe von Menschen angewiesen, die einem wieder Orientierung geben. Daran ist nichts zu ändern.

Und schließlich sollten wir nicht übersehen, dass Kalender, persönliche Daten, Straßennamen und vieles mehr von uns Menschen erzeugte Informationen sind. Orientierung ist somit eine Gleichschaltung der Aufmerksamkeit auf bestimmte Aspekte.

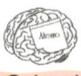 **Merksatz**

Orientierung ist die Gleichschaltung der Aufmerksamkeit auf bestimmte Aspekte.

Die Welt sagt uns schließlich nicht »von sich aus«, welcher Tag heute ist oder welches Fest heute gewöhnlich gefeiert wird oder welchen Namen man nun hat (Maria, Karl oder Bugs Bunny). All diese Informationen über sich selbst und die Welt unterliegen sozial geformten Normen. Man bekommt einen Namen verliehen, ein Geburtsdatum zugeschrieben (wobei man ja, genau betrachtet, eigentlich um Monate älter ist), man konstruiert eine Biografie, die aber natürlich nur einzelne Aspekte eines langen Lebens herausgreift – und wer weiß, ob dies immer die relevanten Aspekte sind. Vielleicht erzählen die Kinder, dass die Mutter zeitlebens unauffällig in einem Blumengeschäft als Verkäuferin gearbeitet hat, und wissen nicht, dass eben diese Frau zwei Mal die Woche zur Liebhaberin wurde – ein *Job*, der sie vielleicht viel mehr erfüllt hat als die Tätigkeit im Blumengeschäft.

Ebenso soll es ja durchaus gut funktionierende Doppelleben geben, die man in der Regel nicht öffentlich breitgetreten haben will. Eine Biografie kann somit viele Brüche und Ebenen haben, die sich hinter einer »offiziellen« Version verstecken. Im Zuge eines demenziellen Geschehens kann es schwierig werden, die verschiedenen Ebenen weiterhin gut auseinanderzuhalten, und es ist nicht gerechtfertigt, das Verhalten von älteren, verwirrten Menschen per se als sinnlos abzuqualifizieren, nur weil es für äußere Beobachter so erscheint. Vielleicht gab es früher einen wöchentlichen Treffpunkt mit einem bestimmten Menschen an einem bestimmten Ort, und jemand versucht täglich, pünktlich dort zu sein – nicht wissend oder vergessend, dass all dies schon Jahre oder Jahrzehnte her ist und dass auch Liebhaber(innen) irgendwann in Pension gehen.

Wenn Orientierung eine Einigung auf bestimmte Aspekte der Wirklichkeit voraussetzt, wie kann sie dann »nachlassen«? Wie kann etwas »nachlassen«, das auch immer ein Gegenüber voraussetzt? Wenn die Orientierung in einem psychosozialen Tanz erzeugt wird, wie kann man sie dann ganz für sich alleine »verlieren«?

Lässt die Orientierung nach oder vielleicht doch etwas anderes? Es könnte ja auch die Fähigkeit sein, sich selbst in jeder Situation immer wieder zu (re)orientieren. Wir führen den ganzen Tag Selbstgespräche, sie sind uns nur nicht bewusst. Und diese Selbstgespräche halten die Orientierung aufrecht. Wenn aber die Kommunikation zum Stillstand kommt, wenn die Fähigkeit, Begriffe zu verstehen, zunehmend versagt, dann kommt auch das »innere Gespräch« zum Stillstand, und damit verliert man – scheinbar – seine Orientierung. Was man aber eigentlich »verloren« hat, ist die Kommunikationsfähigkeit mit sich selbst und mit dem Gegenüber. So kann es im Zuge einer Demenz vor allem darum gehen, diese Kommunikationsfähigkeit so lange als möglich aufrechtzuerhalten, und das ist es auch, was häufig empfohlen wird.[24] Die Kommunikation ist zentral – bis in die fortgeschrittenen Stadien einer Demenz hinein. Es gibt keinen Weg an der Kommunikation vorbei – sei sie verbal oder

37

nonverbal, in jedem Fall aber wertschätzend und personen-zentriert.[25]

 Merksatz

Seine Orientierung kann man nicht verlieren, sehr wohl aber die Fähigkeit, in der Kommunikation über Orientierung zu bleiben.

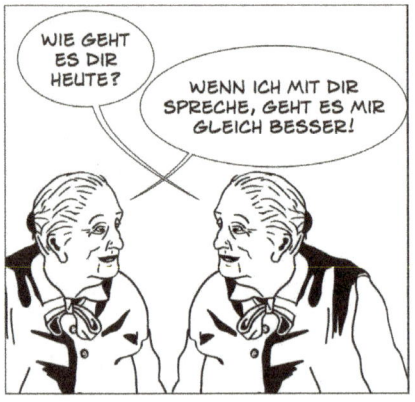

Abb. 5: Rosi bei ihrem täglichen selbsterhaltenden Selbstgespräch

In dieser Abbildung (Abb. 5) darf ich Rosi vorstellen, eine 102-jährige Dame aus Wien, wie sie ihr täglich erhaltendes Selbstgespräch führt. Rosi und ihr Freund James begleiten uns auch weiterhin in diesem Buch. Sie interagieren miteinander sowie unsichtbar und still mit sich selbst. Nur weil wir diese internen Gespräche nicht hören können, sind sie aber nicht minder real.

Vielleicht ergibt es daher auch mehr Sinn, nicht von einem Nachlassen der Orientierung zu sprechen, bis hin zu einer »Desorientierung«, sondern von einem fortschreitenden *Nachlassen der Kommunikation* über bestimmte Aspekte – seien sie auf einen selbst bezogen oder auf eine Gleichschaltung von örtlichen oder zeitlichen Aspekten.

Und umso mehr ist hier unsere Umgebung gefordert, uns mit Informationen zu versorgen und täglich aufs Neue Orientierung zu geben – dies natürlich nicht auf eine belehrende und korrigierende Weise, sondern nur und ausschließlich falls gewünscht. Man kann immer noch selbst entscheiden, wie orientiert man in einer konkreten Situation sein will.

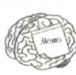 **Merksatz**

Man kann grundsätzlich selbst entscheiden, in welchem Maße man in einer konkreten Situation orientiert sein will.

Dieser Satz gilt allerdings nur dann, wenn das soziale Umfeld auch mitspielt und Orientierung nicht als etwas angesehen wird, das in einem individuellen Gehirn als solches angesiedelt ist. Man kann seine Orientierung nicht verlieren, sehr wohl aber die Fähigkeit, sich im Hier und Jetzt permanent zu orientieren. Das ist jedoch ein gravierender Unterschied.

Wenn die Kommunikationsfähigkeit über die eigene Person nun nachlässt, kann man theoretisch jeden Tag jemand anderes sein und werden. Diese Freiheit erlangt man im Zuge einer Demenz und treibt damit seine Angehörigen unter Umständen zur Verzweiflung. Andererseits zeigt sich hier schön, dass man eben zu einer Person »gemacht« wird (siehe auch Schritt Nr. 4), und zwar nicht nur von den anderen, sondern auch von einem selbst.

Wenn man nun mehr oder weniger orientiert sein kann, man die Orientierung *an sich* aber nicht verlieren kann, weil es sich um eine ausgehandelte Wirklichkeit handelt, was macht es dann so entsetzlich, angeblich »desorientiert« zu sein oder zu werden? Es liegt ja nur zum Teil an einem selbst – nämlich an der internen, privaten Kommunikation mit sich selbst, wenn man gerade nicht weiß, wer man ist. Aber zum anderen Teil liegt es jedenfalls am Gegenüber, wenn einem nicht auf die Sprünge geholfen wird, sondern man in der sogenannten »Desorientierung« hängen gelassen wird. Und es liegt auch am Gegenüber, wenn jemand meint, dass man besser orientiert sein sollte, als man es gegenwärtig gerade ist.

In diesem Fall muss man eben etwas Aufklärungsarbeit betreiben und klarstellen, dass Orientierung eine Frage der Verhandlung ist. Wenn einem die Orientierung gerade wichtig ist, dann sorgt man schon dafür. Und wenn einem die Orientierung gerade nicht wichtig ist, dann entscheidet man sich für die Desorientierung in unterschiedlichsten Ausprägungen.

Denn schließlich kann man immer noch selbst entscheiden, ob man das »Orientierungsspiel« heute mitspielen will oder eben nicht. Falls man im Zuge einer Demenz auch dieses Spiel früher oder später vergessen sollte, sollte man nicht vergessen, dass es eben nur ein Spiel ist, das man grundsätzlich nicht alleine spielen kann.

Wenn man jedoch selber gerne *besser* orientiert wäre, als man es noch schafft – auch diese Variante ist möglich und wird von Demenzbetroffenen auch durchaus blumig geschildert –, dann kann man seiner Orientierung mit externen, kommunikativen Hilfsmitteln so lange als möglich nachhelfen. Hier helfen Klebezettel an den Wänden, Tätowierungen, smarte Uhren, Aufkleber am und im Kühlschrank und vieles mehr. Diese Hilfsmittel können auch gleich verwendet werden, um das Gedächtnis zu trainieren. Man schreibt sich etwas auf, geht in den Supermarkt und versucht, sich zuerst *ohne* nachzuschauen an das zu erinnern, was man eigentlich kaufen wollte. Nachschauen kann man schließlich immer noch! Und wenn irgendwann die Lesefähigkeit und die Fähigkeit, Bedeutung in einer Situation zu erzeugen, auch noch schwindet, dann bleibt einem wohl oder übel wirklich nichts anderes übrig, als sich voll und ganz auf andere Menschen zu verlassen.

Dieses Aufgeben der persönlichen Autonomie kann sehr leid- und schmerzbesetzt sein – auch für jene Menschen, die immer mehr die Betreuung übernehmen müssen.

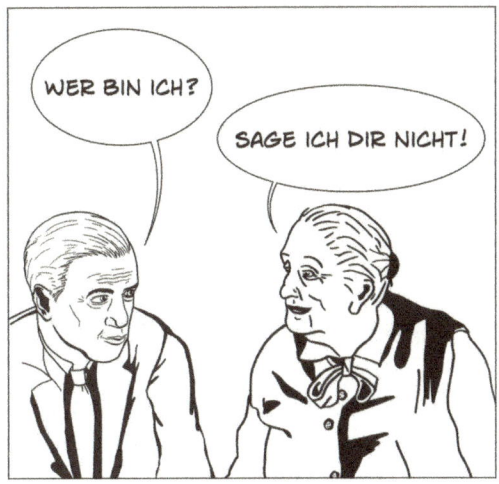

Abb. 6: Wer sagt wem, wer hier wer ist?

Hier ist also das Gegenüber gefragt: Erinnerungslücken, die die Orientierung betreffen, kann man immer wieder auffüllen, ohne hierbei jedoch mit dem erhobenen Zeigefinger Fehler zu korrigieren. Und was einen selbst betrifft, ist es ebenso vorteilhaft, auf diese Weise vorzugehen, falls man unfreiwillig nicht gut orientiert ist. Dann hilft man eben seiner Orientierung immer wieder auf die Sprünge. Man schaut zum Beispiel im Reisepass nach, wie man heißt und wann man geboren wurde, und dies so viel und so oft man will. Und falls man dazu irgendwann gar nicht mehr in der Lage ist, dann liegt es eben bei den anderen, wieder zu etwas Orientierung zu verhelfen. Das muss aber kein Drama sein – weil es das Spiel ist, das wir von klein auf zu spielen lernen (s. Abb. 6).

Es kann ein Drama sein und auch bleiben – wenn man es selbst so sehen will. Aber immer noch hat man hier die Wahl, auch wenn man vielleicht meint, sie nicht mehr zu haben. Orientierung ist nichts, was sich »an sich« in der Welt oder im Körper befindet, sondern durch Kommunikationsprozesse entsteht und vergeht.

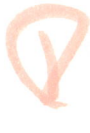

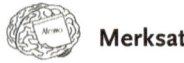 **Merksatz**
Orientierung entsteht und vergeht durch Kommunikationsprozesse.

Das ist doch eigentlich ein sehr beruhigender Gedanke.

Die Demenz – was ist das nun wirklich?

Nehmen wir einmal als Gedankenexperiment folgenden Sachverhalt an:

Versuchen Sie, sich einmal in diese Lage zu versetzen:

Sie haben schon länger bemerkt, dass etwas mit Ihnen nicht stimmt. Und wenn Sie es nicht an sich selbst bemerkt haben, dann hat vielleicht ein Familienmitglied beobachtet, dass »etwas mit Ihnen nicht in Ordnung ist«. Und dies schon über geraume Zeit, bestimmt schon über ein Jahr. Sie sind vergesslicher geworden, Sie merken sich soeben aufgenommene Informationen nicht mehr so gut wie früher und Sie wissen oft nicht mehr, wo Sie das Auto in der Tiefgarage abgestellt haben, und dies von einem Moment auf den nächsten. Sie haben den Eindruck, häufig »fahrig« und unkonzentriert zu sein. Und das Allerschlimmste ist: Erst gestern haben Sie vergessen, den Gasherd abzuschalten und den Reis auf dem Herd stehen gelassen, als Sie nur schnell zum Briefkasten gehen wollten. Als Sie zurückkamen, stand die Küche in dichten, schwarzen Rauchschwaden. Ein Glück, dass nichts zu brennen begonnen hat. Dennoch wurde von den Nachbarn die Feuerwehr gerufen, und Sie wurden zur Beobachtung in ein Krankenhaus gebracht. Dort wurden Sie über das Geschehen befragt, und auch Ihre persönlichen Daten wurden erhoben.

Merkwürdig, dass diese Fragen mehrfach gestellt wurden und auch von verschiedenen Personen an aufeinanderfolgenden Tagen. Sie wurden auf Ihre Erinnerungslücken aufmerksam gemacht, und Sie selbst dachten sich: »Was soll es? Ich bin doch nicht dement, nur weil ich einmal vergesse, den Herd abzudrehen.« Noch könnten alle möglichen Ursachen für die plötzlichen »Ausfälle« infrage kommen. Doch dann kommt der Facharzt für Neurologie und untersucht Sie einmal gründlich.

Kann das schon eine Demenz sein? Eine Diagnose, die schon Millionen Menschen weltweit gestellt bekommen haben: Demenz möglicherweise vom Alzheimer-Typ oder/und vaskulär bedingt. Dies sind die beiden häufigsten Diagnosen.[26] Es gibt natürlich eine Reihe von »Mischformen« ebenso wie andere Demenzursachen, die also keiner der beiden genannten Diagnosen zuzuordnen sind. In dieser Arbeit geht es vorwiegend um die Demenz vom Alzheimer-Typ, wobei es jedem freigestellt ist, bestimmte Erkenntnisse auch auf andere Demenzformen anzuwenden, da – wie bereits erwähnt – die Unterscheidung mitunter schwierig ist.

Falls Sie so ein Szenario wie beschrieben noch nie erlebt haben, so tun Sie jetzt bitte für einen Moment so, als hätten Sie bereits eine Demenzdiagnose bekommen. Tun Sie einfach so, als wären Sie davon betroffen. Denn das ermöglicht das Einfühlen in Menschen, die tatsächlich in so eine Situation kommen. Wir versuchen, eine Weile in den Schuhen von Menschen mit Demenz zu gehen und nicht aus einer erhöhten Perspektive auf sie zu blicken, als wären sie nichts als Studienobjekte oder Labormäuse.

Wo fast jede Krebsdiagnose Hoffnung auf Heilung lässt, ist das Zurückkehren aus einer mittelschweren oder schweren Demenz vom Alzheimer-Typ in ein »normales« Leben bisher nicht beschrieben worden. Und dieses Bild der Hoffnungslosigkeit schwingt beim Begriff Alzheimer mit. Es ist eine schwere Diagnose, mit einem unbekannten Gegner. Zudem ist es eine Diagnose, die mit zunehmendem Alter immer häufiger gestellt wird. Und jünger werden Sie nun auch nicht mehr! Doch selbst bei 25-Jährigen findet sich das eine oder andere »Wehwehchen«. Man könnte also sagen: Ganz gesund ist niemand!

Und dennoch bemerken Sie eine Beeinträchtigung eines bisher gut funktionierenden Systems – Ihres kognitiven Systems, das Ihr Denkvermögen, Ihre Ausdrucksfähigkeit, Ihre Merkleistung, Ihre Orientierung und vieles mehr steuert. Es ist daher nur logisch, dass es nicht mehr lange dauern kann, bis Ihr Verhalten als abweichend von einem als gesund oder normal definierten Verhalten beschrieben wird.

Einige Antidementiva (Medikamente zur Behandlung von Demenzen) können den Verlauf der Alzheimer-Erkrankung etwas verlangsamen. Stoppen oder gar rückgängig machen kann die Erkrankung zum gegenwärtigen Zeitpunkt jedoch nichts – nicht einmal das beste und engagierteste kognitive Training. Woran mag das liegen? Richard Taylor beschreibt das Dilemma wie folgt:

> »Im Grunde wissen wir recht wenig darüber, wie und warum ein ›normales‹ Gehirn funktioniert; meist meinen wir nur zu wissen. (…) Derzeit raten wir herum (wenn auch recht gescheit), wenn es um die Beziehung zwischen Gehirnaktivität und Verhalten geht. Wenn wir uns die Farbe Rot vorstellen, färbt sich dieses Gehirnareal in der Computertomografie grün. Na und? (…) Wir haben ja nicht einmal die chemischen Abläufe im Gehirn wirklich ganz verstanden. Wie können wir erklären, was falsch läuft, wenn wir nicht erklären können, wie es richtig läuft? (…) Wir wissen, dass wir noch nicht genügend wissen, und deshalb nichts tun können, um die Krankheit (Anm. der Autorin: Demenz vom Alzheimer-Typ) zum Stillstand zu bringen, ihren Verlauf umzukehren oder zu verhindern, dass Menschen überhaupt erkranken.«[27]

Sollten Sie tatsächlich die Diagnose »Demenz, wahrscheinlich vom Alzheimer-Typ« bekommen, kann sie Ihr Leben vollkommen auf den Kopf stellen. Denn auch, wenn Sie wissen, dass niemand ganz gesund ist, so brauchen Sie ja nicht unbedingt gleich eine solche Diagnose. Ein erhöhter Blutzuckerspiegel oder ein aus dem Ruder laufender Cholesterinwert würde Ihnen auch genügen?

Diagnosen werden jedoch nicht vom Gehirn gestellt, das feststellt: »Ups, da ist eine Amyloidbildung und eine Neurofibrillen-Degeneration. Jetzt habe ich eine Demenz!«

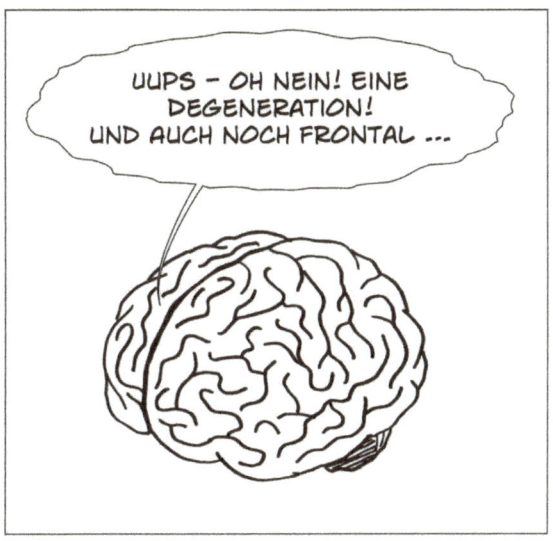

Abb. 7: Das Gehirn als »Denkorgan«?

Diagnosen werden aus einer Reihe von Beobachtungen abgeleitet, die wir Menschen machen und auf die wir unsere Aufmerksamkeit lenken. Wir müssen erst lernen, was amyloide Plaques und pathologische Neurofibrillen überhaupt sind, wie solche Strukturen von »anderen« Strukturen zu unterscheiden sind. Hierzu liest man eventuell in einem Lehrbuch nach und wird dort über derlei Strukturen belehrt. Oder man lässt es einfach sein und geht davon aus, dass im Gehirn etwas defekt ist und dieser Defekt nun für alles, was man sagt und tut oder auch nicht sagt und nicht tut, verantwortlich gemacht werden kann. Man hat sozusagen volles Vertrauen in sein Gehirn und reduziert die Komplexität des Daseins auf Gehirnstrukturen.[28] Mit diesem Erklärungsprinzip wird man zum passiven Opfer eines Geschehens, das man scheinbar in keiner Weise beeinflussen kann. Und als passives Opfer hat man auch keine Handlungsalternativen. Man wird gehandelt und von anderen behandelt.

 Zu den »Ursachen« einer Alzheimer-Krankheit

Das derzeit vorherrschende Paradigma besagt, dass vor allem die Anhäufung amyloider Plaques, der Kollaps mikrotubulärer Strukturen sowie der umfassende Rückgang von Hirngewebe die Demenzsymptome bei einer Alzheimer-Krankheit verursachen. Und dennoch stehen folgende Sätze sogar in der Bibel der Störungsbilder, das ist derzeit die »Internationale Klassifikation psychischer Störungen« (ICD-10):

»Zur Zeit scheint es jedoch, dass klinisches Bild und Hirnveränderungen nicht immer parallel nachweisbar sind: Das eine kann eindeutig vorhanden sein bei nur minimalen Hinweisen auf das andere.«[29]

Das heißt: Man kann Denk- und Gedächtnisstörungen haben, die sich nicht eindeutig bestimmten Gehirnveränderungen zuordnen lassen. Umgekehrt kann man Gehirnveränderungen haben, die für eine Alzheimerdiagnose typisch wären, und dennoch keine klinischen Symptome. Der Zusammenhang zwischen den klinischen Symptomen und den Gehirnveränderungen ist sehr komplex und nicht linear. Eine Tatsache, die auch als *kognitive Reservekapazität*[30] umschrieben wird:

»Demnach gibt es Menschen, die bei ausgeprägter Alzheimer-Pathologie (Fibrillen und Drusen, also Plaques) bis zu ihrem Tod keine klinischen Symptome der Krankheit entwickeln.«[31]

Wir wollen diesen komplexen, nichtlinearen Zusammenhang zwischen Gehirnveränderungen und Demenzsymptomen einfach im Raum stehen lassen und einige Schlussfolgerungen aus der Beobachtung ziehen:

Offensichtlich ist der *Mensch* (und nicht nur das Gehirn) in der Lage, Hirnschädigungen zu kompensieren. Und wenn dies möglich ist, dann ist es auch offensichtlich, dass eine Hirnschädigung alleine nicht ausreicht, um desorientiert zu sein oder eine neurokognitive Störung attestiert zu bekommen.

Das eine (Gehirnveränderungen) passt nicht deckungsgleich zum anderen (auffälliges Verhalten). Der häufig gezogene Zusammenhang lautet aber immer noch: Weil im Gehirn etwas nicht richtig funktioniert, zeigt die Person dieses oder jenes Verhalten. Es ist jedoch allzu offensichtlich, dass dieser einfache Zusammenhang viel zu kurz greift. Verhalten ist immer schon *beobachtetes Verhalten*. Das Gehirn hat von jenen Verhaltensweisen, die aus seinem »korrekten« Funktionieren resultieren, keine Ahnung. Es verarbeitet einfach Signale, die aus unterschiedlichsten Körperregionen eintreffen.

Das Gehirn trifft keine Entscheidungen. Es sendet Botenstoffe, ohne sich dabei selber zu kommentieren. Entscheidungen werden in Kommunikationsprozessen getroffen, für die das Gehirn zwar notwendig, aber nicht die alleinige Voraussetzung ist. Das Gehirn ermöglicht es einem Organismus, in Interaktion mit dem Körper in Kommunikation zu gehen und logische Schlussfolgerungen zu ziehen.

Fritz B. Simon schreibt wie folgt:

»Genauso wenig wie ein Begriffssystem, welches das Verhalten von einzelnen Molekülen erfasst, geeignet ist, die Eigenschaften der Flüssigkeit Wasser (nass, flüssig, durchsichtig, kalt oder warm, etc.) zu erklären, ist »normales« oder »unnormales« Verhalten durch biochemische oder neurophysiologische Begriffe oder Vorgänge zu erklären.«[32]

Welches Verhalten aus einer unendlichen Bandbreite an Verhaltensmöglichkeiten eine Person zeigt, ist immer noch eine Frage der Beobachtung, der Deutung und Interpretation von Verhalten. Und wie dieses Verhalten gedeutet wird, hängt vom Beobachter ab.

Welches Verhalten eine Person letztendlich zeigt, ist abhängig von der Wahrnehmung eines Betrachters, befindet sich also keinesfalls im Gehirn des Patienten, sondern wird bereits von jemandem analysiert. Dieser Jemand kann man natürlich auch selbst sein, wenn man sein Verhalten gezielt steuert. Nicht der Defekt im Gehirn verursacht also das Verhalten. Vielmehr verursacht der Defekt im Gehirn gewisse veränderte Verhaltensweisen. Wenn überhaupt!

Es sind noch weitere Aspekte notwendig, die nicht im Gehirn, sondern in der Um- und Mitwelt zu finden sind, um eine Diagnose wie »Alzheimer-Krankheit« zu bekommen. Es bedarf für eine derartige Diagnose, gemäß der Internationalen Klassifikation psychischer Störungen (ICD-10)[33], als »Minimalbedingung« zumindest zweierlei Faktoren:

- die kognitive Störung und
- die Störung im Alltag (»Beeinträchtigung des täglichen Lebens«), welche gewöhnlich durch ein Interview sowie die Befragung von Angehörigen erhoben wird.

Die Angehörigen sind es auch zumeist, die einen Menschen, der selber dazu unter Umständen nicht mehr in der Lage ist, zum Facharzt bringen. Und da diese beiden Faktoren für eine Demenzdiagnose unerlässlich sind, zeigt sich, dass eine *biopsychosoziale*[34] Sichtweise in gewisser Weise ohnehin der gängigen Lehrmeinung entspricht und damit die Demenz nicht nur als neurokognitive Störung, sondern eigentlich als »psychosoziale neurokognitive Beeinträchtigung« definiert werden könnte.

»Heute wird Demenz daher als *biopsychosoziales Phänomen* verstanden, das die Neuropathologie mit ihren Symptomen, die subjektive Erfahrung der Beteiligten und ihre Interaktion sowie auch Kultur, Politik und Soziales umfasst (s. u.). Dieses Demenzverständnis berührt sich mit einem sozialen Modell von Behinderung, wonach erst die mangelnde gesellschaftliche Unterstützung der Demenz ihre Wucht verleiht.«[35]

Es kann keine Demenz diagnostiziert werden, wenn sich ein Mensch in seinem psychosozialen Umfeld vollkommen »unauffällig« verhält. Erst dieses »auffällige« Verhalten macht eine Demenzdiagnose überhaupt möglich. Auch ist die kognitive Beeinträchtigung über einen Zeitraum von sechs Monaten im Moment ein wichtiges Kriterium für die Diagnosestellung. Man sollte daher nicht vorschnell die Worte »neurokognitive Störung« zu Papier bringen.

Vermutlich sind die Wörter »biopsychosozial« oder gar »psychosoziale neurokognitive Störung« aber einfach zu lang und zu kompliziert – deshalb sagt man einfach Demenz oder DAT (Demenz vom Alzheimer-Typ) dazu.

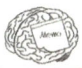 **Merksatz**

Man könnte Demenzen auch »psychosoziale neurokognitive Beeinträchtigungen« nennen, aber das ist etwas sperrig, und deshalb sagen viele Menschen fälschlicherweise einfach »Demenzen«.

Man selbst und das soziale Umfeld haben hier also auch noch etwas mitzureden, und man kann nicht einfach sagen: »Mein Gehirn ist an allem schuld!« Denn dieser einfache logische Schluss ist schlicht und ergreifend falsch. Wie man aus der wissenschaftlichen Forschung weiß, können sich Schulmeinungen mit der Zeit auch wieder ändern – je nachdem, ob in naher Zukunft andere physiologische Aspekte hinzukommen, die ebenso mit einer Demenz vom Alzheimer-Typ in Zusammenhang zu bringen sind.

Wir können nur Verhalten beschreiben, das wir dann »dement« nennen, und als Erklärung auf das Gehirn zeigen und sagen: »Da drinnen steckt das Problem.« Es ist aber offensichtlich und in gewisser Weise äußerst trivial, dass auch Beobachter vorhanden sein müssen, um die Diagnose »Demenz« (oder irgendeine andere Diagnose) zu stellen.

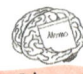 **Merksatz**

Ohne Beobachter – keine Diagnosen.

Wenn Sie also der Diagnose einer »neurokognitiven Störung« mit Gewissheit entgehen wollen, dann vermeiden Sie es, sich beobachten zu lassen. Bestellen Sie Ihre Nahrung über ein Internetservice, trennen Sie sich von all ihren Freunden, Bekannten und Verwandten und ziehen Sie in eine Einsiedelei. Gut ist auch, falls der Internetservice nicht dorthin liefert, wenn Sie das Dauerfasten und die Nahrungsaufnahme mittels Sonnenlicht erlernen, damit Sie nicht verhungern.

Falls Ihnen dieser Lösungsansatz unmöglich erscheint und Sie sich der Beobachtung durch andere Menschen nicht entziehen können, müssen wir hier voranschreiten und sehen, wie man mit diesen Beobachtungen so umgehen kann, dass man als Person – als Mensch – dabei nicht verloren geht, also nicht auf eine Diagnose reduziert wird.

Denn das ist, was leider – ungewollt – häufig geschieht. Bei einem gebrochenen Bein mag dies nicht so schlimm sein, denn es sind nur Knochen betroffen. Bei einer Diagnose wie »Demenz vom Alzheimer-Typ« ist jedoch das Denken, der Verstand betroffen, und wenn hier die Diagnose an die Stelle der Person gesetzt wird, das Gehirn als alleiniger Verursacher einer »Störung im Erleben und Verhalten« auserkoren wird, dann kann dies für den betroffenen Menschen katastrophale Folgen haben. Und die Heilungschancen sind bei einer Demenz vom Alzheimer-Typ auch noch gleich null. Man kann also nicht darauf hoffen, dass der Gips in sechs Wochen wieder abgenommen wird und das gebrochene Bein dann wieder »gesund« ist. Vielmehr kann eine Demenzdiagnose einen solchen Schock bis hin zu einer Schockstarre bedeuten, dass die Diagnose an sich schon zu einem veränderten Verhalten führt. Die Vorstellung, seine Gedanken langsam zu verlieren, kann die Gedanken nachhaltig blockieren. Die selbsterfüllende Prophezeiung[36] lässt grüßen!

Wiederholung der Merksätze von Schritt 1

- Wir können nicht wissen, dass der Zustand einer Demenz »schrecklich« ist – solange wir nicht selbst in dieser Situation waren und sie auch so empfunden haben.
- Orientierung ist die Gleichschaltung der Aufmerksamkeit auf bestimmte Aspekte.
- Seine Orientierung kann man nicht verlieren, sehr wohl aber die Fähigkeit, in der Kommunikation über Orientierung zu bleiben.
- Man kann grundsätzlich selbst entscheiden, in welchem Maße man in einer konkreten Situation orientiert sein will.
- Orientierung entsteht und vergeht durch Kommunikationsprozesse.
- Man könnte Demenzen auch »psychosoziale neurokognitive Beeinträchtigungen« nennen, aber das ist etwas sperrig, und deshalb sagen viele Menschen fälschlicherweise einfach »Demenzen«.
- Ohne Beobachter – keine Diagnosen.

Schritt Nr. 2:
Das Demenz-Screening

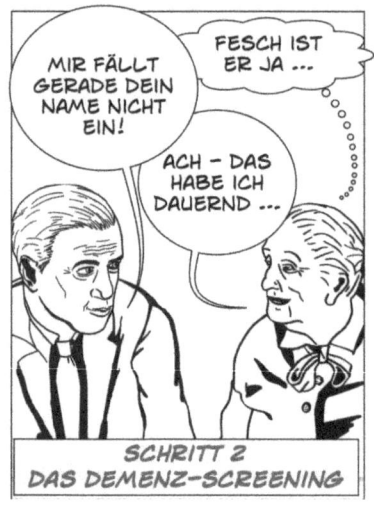

Abb. 8: Der zweite Schritt

Ein Spickzettel zum Kopieren

Will man einer Demenzdiagnose erfolgreich entgehen, ist es zunächst von übergeordneter Wichtigkeit, dass man immer weiß, wer man ist, wo man sich gerade befindet oder auch nicht befindet und welches Datum heute ungefähr ist (+/- 1 Tag). Falls man in diesen Bereichen mitunter nicht sicher ist, ist es hilfreich, sich einen Spickzettel zu basteln – hier kann man dann immer wieder nachschauen, wenn man gefragt wird, wie viele Tage es noch bis Jahresende sind oder wann das Christkind nun kommt, wenn heute der 29. Februar ist.

Solche Orientierungsaufgaben spielen in unserer Welt eine große Rolle und sie haben bei demenziellen Erkrankungen eine ganz herausragende Bedeutung. Denn wenn man immer weiß, wie man heißt, wo man wohnt, welcher Tag heute ist (abgesehen von Vormittag oder Nachmittag) und welche Jahreszeit wir gerade haben, dann kann schon einmal niemand sagen, dass man verwirrt sei. Und mitunter wird der Begriff »dement« im alltäglichen Sprachgebrauch auch durch »verwirrt« ersetzt. Es gibt bestimmte Basisinformationen, über die wir alle verfügen sollten, damit wir eben nicht als »verwirrt« markiert werden. Mit Spickzetteln kann man sich selbst helfen und sich gekonnt reorientieren. Auch wenn der Begriff »schummeln« negativ besetzt ist. Bei dem sogenannten »Reorientierungstraining«[37] wird auch nichts anderes gemacht, als durch schriftliche »Hilfen« Orientierung zu schenken. Und was soll an dieser Kompensationsleistung nun nicht gut sein?

🖉 Ein kleiner »Spickzettel« mit wichtigen Basisinformationen

Dieses Buch gehört _____

Ich lese dieses Buch gerade in _____

Das heutige Datum lautet _____

Mein Geburtstag ist am _____

Ich wurde geboren in _____

Ich bearbeite dieses Buch alleine oder gemeinsam mit _____

_____

Meine derzeitige Adresse lautet _____

_____

Heute ist der wievielte Tag des gregorianischen Kalenders?

_____

Konnten Sie die letzte Frage beantworten? Heute ist der wievielte Tag des gregorianischen Kalenders? Was, das wissen Sie nicht? Das gibt einen Punkt Abzug. Aber Sie können es vielleicht herausfinden, indem Sie zu rechnen beginnen. Der Januar hat wie viele Tage? Und der Februar? Je nachdem, welcher Tag heute ist, brauchen Sie nur die Tage zusammenzurechnen. Es ist jedenfalls eine Antwort, die Sie nicht einfach so im Kopf haben. Aber Sie können den Tag ausrechnen. Auch das heutige Datum haben Sie vielleicht nicht mehr »einfach so« im Kopf – aber dann können Sie eben nachschauen.

Seinen Namen, das Datum oder die Wohnadresse nicht prompt parat zu haben, deutet auf eine gewisse Orientierungslosigkeit hin. Denn es wird allgemein erwartet, dass man diese Dinge einfach weiß. Und wenn man sie plötzlich nicht mehr »einfach weiß«, dann »stimmt etwas nicht«. Es gilt in unseren westlichen Breiten als allgemein üblich, dass man seinen Namen und sein Geburtsdatum stets präsent hat.

Aber warum ist es nun so dramatisch, wenn man sich seinen Namen aufschreibt, ihn auf ein Blatt Papier oder den Unterarm verlagert, und dann immer wieder nachliest, wie man heißt oder wo man gerade wohnt? Was ist daran eigentlich so schlimm und für viele sogar »peinlich«? Und warum bekommt man dann unter Umständen recht bald eine Diagnose? Warum ist die sofortige Orientierung im Alltag von so enormer Wichtigkeit? Hat das mit der Geschwindigkeit des Lebens zu tun, sodass wir Menschen gar keine Chance geben, irgendwo nachzuschauen und sich auf diese Weise selber wieder zu Orientierung zu verhelfen?

Das Demenz-Screening

Demenzdiagnosen werden erst gestellt, wenn eine entsprechende medizinische und neuropsychologische Abklärung erfolgt ist, und dazu kommt es in der Regel erst, wenn über eine gewisse Zeitspanne (mindestens sechs Monate) »eine Abnahme des Gedächtnisses und des Denkvermögens mit erheblicher Beeinträchtigung der Aktivitäten des täglichen Lebens«[38] beobachtbar waren – d. h., Sie benehmen sich schon geraume Zeit seltsam, dennoch sagen zunächst höchstens Ihre Freunde und Bekannte hinter vorgehaltener Hand, dass Sie einen »verwirrten« Eindruck machen. Eine »Demenz« zu haben, als »dement« bezeichnet zu werden, kommt – wie schon erwähnt – nach wie vor einer Stigmatisierung gleich.

Wie merkwürdig, dass in den westlichen Industrieländern jede nur erdenkliche Vorsorgeuntersuchung durchgeführt wird, um die Gesundheit zu optimieren, das Denkvermögen jedoch nicht durch »Vorsorgeuntersuchungen« auf seine Funktionstüchtigkeit überprüft wird und »Laborwerte« gesammelt werden, die sich jährlich vergleichen lassen.

Damit ich eine Demenzdiagnose bekomme, muss ich zunächst schon selbst merken, dass »etwas mit mir nicht stimmt«, oder Angehörige schleifen mich, bei fehlender Krankheitseinsicht, irgendwann zum Arzt. Da ist man ja, könnte man meinen, mit einer Psychose besser dran. Hier bekommt man wenigstens schnell »seine« Diagnose. Und zwar vor allem deshalb, weil man ein von der Norm abweichendes Verhalten zeigt, vielleicht Stimmen hört oder meint, der Fernseher spreche einen täglich persönlich an.

Frühsymptome einer Demenz, wie zum Beispiel leichte Vergesslichkeit, sind jedoch im Zuge des Altwerdens – und eine Demenz ist in aller Regel eine Erkrankung alter oder sehr alter Menschen – Teil des »normalen« Alterungsprozesses. Viele alte Menschen werden ein wenig vergesslich, schrullig, eigen, zurückgezogen, unangepasst, desorientiert, unkommunikativ, grantig und vieles mehr, ohne dass all dies schon ausreichen würde, um als »krank« eingestuft zu werden. Es ist ja jedem »gesunden« Menschen klar, dass niemand ohne Abstriche seiner körperlichen Fitness altert, und daher gilt es auch als »normal«, dass die geistigen Kapazitäten ebenso mitunter etwas nachlassen.

Falls es schließlich doch zur Abklärung einer Demenz im Rahmen einer neurologischen Untersuchung kommt, werden neben einer Reihe von physiologischen Parametern zu Beginn meist Demenz-Screeningverfahren angewandt, beispielsweise der Mini-Mental-Status-Test (MMST)[39] und der Uhrentest[40]. Das Zeichnen einer Uhr aus dem Gedächtnis kann man auch gut zu Hause probieren und sich irgendeine Uhrzeit, die einzuzeichnen ist, ausdenken. Beim MMST werden Sie zum Beispiel gefragt, ob Sie das heutige Datum wissen, ob Sie wissen, wo Sie sich gerade befinden, und auch, ob Sie rückwärts buchstabieren oder eine einfache Zeichnung kopieren können und einiges mehr.

Diese Screeningverfahren oder »Schnelltests« sind jedoch wenig aussagekräftig, und so bedarf es bei dem Verdacht auf das Bestehen einer Demenz einer genauen neuropsychologischen und neurologischen Abklärung. Wie bereitet man sich nun auf ein Demenz-Screening oder einen Demenztest vor? Will man in Frühpension geschickt werden, ist es vorteilhaft, einen verwirrten Eindruck zu machen. Neuropsychologen haben jedoch Mittel und Wege, um gerade jene zu entlarven – stellen Sie sich also nicht verwirrter an, als es der Zufall erlaubt. Will man jedoch unbedingt allen zeigen, dass man bloß nicht dement ist, strengt man sich wahrscheinlich doppelt an. Vorbereitungen sind hier eher zwecklos.

Alle Informationen, die man mittels verschiedenster Testverfahren ermittelt, werden dann gesammelt, und schließlich wird eine Diagnose *über jemanden* gestellt. Ob man diese Informationen bekommen will oder nicht, kann man natürlich sehr wohl vorab selbst entscheiden.

Ein wenig befindet man sich bei einer neuropsychologischen Testung somit wieder in einer Schulsituation – nur, ohne für die

Prüfung lernen zu können und ohne ein Schüler zu sein. Man kann nämlich, im Gegensatz zu einem schulpflichtigen Kind, frei entscheiden, welchen Situationen man sich aussetzt. Man muss sich also nicht testen lassen, wenn man nicht will. Es gibt das grundsätzliche Recht auf Nichtwissen.

> »Ein ethisches Problem im Zusammenhang mit der klinischen Diagnose betrifft die Frage, wer sie eigentlich wünscht. Oft wird der diagnostische Prozess nicht vom Patienten selbst initiiert, sondern von den Angehörigen. In solchen Fällen muss darauf geachtet werden, das Recht des Kranken auf Nichtwissen zu beachten und ihm weder die zur Diagnosefindung nötigen Untersuchungen noch die Aufklärung über deren Ergebnisse aufzuzwingen.«[41]

Aber wenn man sich testen lässt, sollte man sich jedenfalls vorab Gedanken machen, wie man mit den Ergebnissen umgeht und welchen Stellenwert diese Ergebnisse im Leben haben.

Handelt es sich um die einzig mögliche Wahrheit, sozusagen den »wahren« Einblick in das Denken? Oder handelt es sich um einen *möglichen* Einblick in Denkvorgänge, abhängig von der Wahl der Testverfahren und der Interpretationsfähigkeit und Erfahrung des Neuropsychologen? Jedenfalls ist es förderlich, wenn man seine Brille dabeihat und auch das Hörgerät nicht auf »Off« geschaltet ist, was grundsätzlich vor jeder psychometrischen Untersuchung abgeklärt werden sollte. Es kann vorkommen, dass sich Menschen über Jahre an eine mangelhafte Seh- und Hörleistung gewöhnt haben und es ihnen daher gar nicht in den Sinn kommt, dass diese Form der »sinnlichen Abschottung« auch für »mangelndes Verständnis« und eine Art der »inneren Isolation« verantwortlich sein kann.

Denk- und Schreibaufgabe

Wurden Sie schon einmal von jemandem »getestet«? _____

_____

Wie geht es Ihnen, wenn Sie von einer anderen Person
getestet werden? _____

_____

Wie empfinden Sie die Situation? _____

_____

Wer ist der »Schüler« und wer der »Lehrer«? _____

_____

Wie könnten Sie die Rollen vertauschen? _____

_____

Können Sie es selbst entscheiden, ob Sie an einer
psychometrischen Untersuchung teilnehmen? _____

_____

Können Sie auch selbst entscheiden, wie Sie mit dem
Ergebnis eines psychologischen Tests umgehen? _____

_____

**Zu Demenz-Screeningverfahren
oder kognitiven Kurztests[42]**

Neuropsychologische Testverfahren geben gut validierte sowie reliable Einblicke in bestimmte Aspekte der Kognition, der
Aufmerksamkeit, der »Wachheit« und von vielem mehr. Jedoch
kann ein Testverfahren nur das erfassen, wofür es auch konstruiert wurde. Dies ist und bleibt eine selektive Auswahl von
unendlich vielen Möglichkeiten und Aspekten. Natürlich ist ein

Test so konstruiert, dass auch jene Aspekte erfasst werden, die schon vorab als relevant eingestuft wurden.

Die einzelnen Puzzleteile einer psychometrischen Untersuchung müssen dann von einem erfahrenen Psychologen zu einem »Bild« zusammengesetzt werden. Dieser Befund kann Monate später wieder ganz anders aussehen, weshalb Verlaufskontrollen sehr wichtig sind. Zudem kann nur eine Aussage darüber gemacht werden, ob die individuellen Testergebnisse verglichen mit einer Stichprobe (im Alter, Bildungsstand, Geschlecht etc. angepasst) im Durchschnittsbereich liegen oder über- bzw. unterdurchschnittlich sind. Im schlechtesten Fall ist man – im Augenblick – in manchen oder allen erfassten Bereichen unterdurchschnittlich. Diverse Faktoren können solche Testergebnisse auch erheblich verzerren (mangelnder Schlaf, depressive Episoden, psychische Belastungen, Zeitdruck, Seh- oder Hörbeeinträchtigungen, hoher Leistungsdruck etc.) – diese werden gewöhnlich jedoch mitberücksichtigt. Verlaufsuntersuchungen sind jedenfalls sinnvoll, da sich die kognitive Leistungsfähigkeit ebenso wie physiologische Parameter ständig im Wandel befinden.

Sollte sich in einem Demenzscreeningverfahren der Verdacht auf das Vorliegen einer Demenz bestätigen, muss das jedoch nicht zwingend eine Demenz bedeuten. Denn der MMSE gilt beispielsweise als nicht hinreichend »kulturfair« und hat auch sonst einige gröbere Mängel.[43] Und falls der Mini-Mental-Status-Test unauffällig ist, kann dennoch eine (beginnende) Demenz vorliegen, nur das Screeningverfahren erfasst sie nicht. Gerade bei »Mild cognitive Impairment« (MCI)[44] gilt dieses Screeningverfahren als wenig aussagekräftig. MCI ist von einer leichten Demenz abzugrenzen und weist folgende Charakteristika auf:

> - »eine für das entsprechende Alter beeinträchtigte Gedächtnisleistung
> - subjektive Klagen über diese Beeinträchtigung
> - unbeeinträchtigte Aktivitäten des täglichen Lebens und allgemeine kognitive Funktion
> - keine Demenz.«[45]

Wird einem überhaupt erklärt, was bei so einem Test genau untersucht wird? Es wurden bestimmte Aspekte als relevant eingestuft und auch entsprechend »gewichtet«, d. h., man muss zum Beispiel in der Regel kein Stickmuster sticken, um einen Punkt in einem Demenz-Screening zu bekommen, selbst wenn man sehr gut sticken kann.

 Was Sie alles bei einem Demenz-Screening nicht können müssen (eine kleine Auswahl)

- Klavier spielen
- eine Lasagne kochen
- einen Rocksaum annähen
- einen Büstenhalter aufmachen
- ein Liedchen pfeifen
- den letzten Satz aus Wittgensteins Tractatus auswendig kennen
- die Körperteile einer Katze benennen
- auf einem Seil balancieren
- Kirschkerne möglichst weit spucken

Wenn Sie somit jemals in Ihrem Leben gesagt bekommen sollten, dass Sie dement seien, dann denken Sie daran, dass Demenztestbatterien nur bestimmte Aspekte Ihrer Kognition untersuchen, und zählen Sie Dinge auf, die Sie immer noch gut können. Oder tun Sie diese Dinge einfach – zum Beispiel den ganzen Tag Klavier spielen. Das richtet den Blick auf Ihre Ressourcen und weg von Defiziten. Es ist schließlich reine Definitionssache, was man als »Defizit« bezeichnet und was nicht. Im Falle von Demenzen geht es meist um alltägliche Handlungen (einkaufen gehen, sich selbst etwas kochen, den Weg nach Hause kennen, den eigenen Namen buchstabieren können usw.), die – so sie nicht mehr durchgeführt werden können – als Defizite beschrieben werden. Und bedenken Sie eines: Wenn Sie diese Diagnose einmal haben, dann kann es sehr schwierig werden, sie jemals wieder loszuwerden oder auch nur als »Mensch« und nicht als »Mensch **mit xy**« wahrgenommen zu werden.

> »Unser Bezugsrahmen sollte nicht länger die Person-mit-DEMENZ, sondern die PERSON-mit-Demenz sein.«[46]

Es ist wahrscheinlich, dass die Demenz in den Vordergrund und Sie – als Mensch – in den Hintergrund rücken. Es ist zumindest so lange wahrscheinlich, wie sich an dem Bild der Demenz in der Öffentlichkeit und auch im Pflegebereich nichts ändert.

Der einfachste Weg, wenn man bei sich selbst Beeinträchtigungen der Gedächtnis- und Denkfähigkeit bemerkt, ist und bleibt also, solange man keine Diagnose hat und auch keine bekommen möchte: verheimlichen, verdrängen und so tun, als wäre alles in bester Ordnung. Dieses Verheimlichen eines offensichtlichen Problems sehen Ärzte und Neuropsychologen nicht sehr gerne, es entspricht aber gerade bei demenziellen Erkrankungen der Realität. Die Furcht davor, stigmatisiert und ausgegrenzt zu werden, ist viel zu groß und auch nicht unbegründet. Solange sich das Bild der Demenz nicht wandelt – und dazu braucht es eine veränderte Sichtweise der Erkrankung –, werden Menschen sich nicht stigmatisieren lassen, solange sie es verhindern können. Daher hat wahrscheinlich jeder niedergelassene Arzt einige Menschen in seinem Patientenstock, die ihm nicht als »dement« aufgefallen sind und die auch nicht offen über ihre Gedächtnisausfälle sprechen wollen, was ja grundsätzlich ihr gutes Recht ist.

Die frühzeitige neuropsychologische Diagnostik ist jedoch insofern sinnvoll, als man die kognitiven Fähigkeiten und nicht nur die Defizite auf diese Weise erfassen und gezielt Förder- und Trainingsmaßnahmen angehen kann. Das wäre die schöne Seite. Die weniger schöne Seite einer Demenz vom Alzheimer-Typ ist, dass selbst die beste Förderung die Krankheit langfristig nicht aufhalten kann – zumindest nicht zum gegenwärtigen Zeitpunkt. Niemand kann vorhersagen, wie sich diese Krankheit entwickelt – mit oder ohne kognitives Training.

Sind aber solche Bemühungen, gerade diese »Krankheit des Verstandes« zu verheimlichen, zu kompensieren und zu kaschieren, nicht auch eine ungeheure Ressource? Menschen können enorm erfinderisch werden, wenn es darum geht, nur bloß »normal« zu erscheinen. Und das Interessante ist: Solange man seine Demenz gut kaschiert, *ist* man auch normal! Denn was nicht normal ist, entscheiden immer noch die Beobachter, und wenn diesen nichts auffällt, was nicht in die Kategorie »normal« passt, dann gibt es keinen Grund anzunehmen, dass jemand nicht »normal« sei.

Kompensation als Ressource

Kompensation könnte man wie folgt umschreiben:

> »Wenn eine psychische Funktion irreversibel ausgefallen ist, können manche Verhaltensweisen und Leistungen, die von ihr abhingen, durch andere psychische Funktionen übernommen werden. So kommt ein äußerlich gleiches oder zumindest ähnliches Verhalten zustande, dessen psychischer Mechanismus aber ein anderer ist. Man könnte sagen, dass die Fassade gleich geblieben ist, aber die kognitive Architektur dahinter sich verändert hat.«[47]

Kompensationsleistungen können bewusst oder unbewusst ablaufen, d. h., man merkt oder merkt auch nicht, was und wie man permanent etwas kompensiert. Man kann ein Problem erfolgreich verdrängen (»Was habe ich vergessen?«) und es so der bewussten Verarbeitung entziehen. Der Vorgang läuft verborgen im Hintergrund ab. Oder aber die Kompensation erfolgt bewusst, zum Beispiel durch Verheimlichen (»Es soll nur niemand wissen, was ich täglich alles vergesse!«), Schönreden (»Wenn ich nur meinen gewalttätigen Ehemann als Erstes vergessen könnte!«), Karteikärtchen malen (»Ich habe alle Namen meiner Freundinnen und Freunde auf Karteikärtchen geschrieben und ein Foto dazu geklebt.«) usw.

Die unbewussten Kompensationsleistungen brauchen wir uns hier nicht näher anzusehen, weil sie sowieso nicht klar auf dem Tisch liegen. Sie kommen vielleicht erst zum Vorschein, wenn jemand das Gehirn genauer untersucht und sich darüber wundert, dass eine Person trotz auffälliger Gehirnstrukturen keine wie auch immer gearteten klinischen Symptome zeigt und sich dafür noch nicht einmal anstrengen muss.

Die bewussten Kompensationsleistungen können jedoch sehr anstrengend sein (auch die unbewussten – aber das führt hier zu weit). Man bringt unglaubliche Mühen auf, um sich Gedächtnisausfälle nur nicht anmerken zu lassen. Dies gelingt eine gewisse Zeit sicher auch sehr gut, und man fällt durch jedes diagnostische Raster.

 Zur Kompensation

Dass das Kompensieren von altersbedingten Gehirnveränderungen normal ist, ist unumstritten.

»Die zunehmende Minderleistung des Gehirns kann aber gut kaschiert, kompensiert werden, sodass Menschen auch mit ausgeprägtem biologischem Abbau als normal lebend erscheinen. Nun, irgendwann mit 70, 80 oder 90 kann es plötzlich bedingt durch einen Auslösungsmoment (psychischer oder somatischer Natur) zur Dekompensation der Hirnleistung kommen. Der

Mensch reagiert mit einer starken psychischen Auffälligkeit, die wir früher als zerebrale senile Demenz kennzeichneten.«[48]

Das Kompensieren von zerebralen Veränderungen ist eine Tatsache, die sich aus dem Vergleich von Hirnaufnahmen und realem Verhalten ergibt, und eine wunderbare Möglichkeit, um einer systemischen, psychosozialen Sichtweise von Beeinträchtigungen Tür und Tor zu öffnen.

Der Zusammenhang zwischen Hirnschädigungen und gezeigtem Verhalten ist eben nicht 1:1 gegeben. Es kann sein, dass Hirnschädigungen zu einem auffälligen Verhalten führen – es muss aber nicht so sein. Es kann sein, dass auffälliges Verhalten etwas mit neurochemischen Mechanismen zu tun hat, es muss aber nicht so sein.

Vielleicht haben Sie sich dieses Buch ja auch heimlich gekauft (das bringt Ihnen einen Extrapunkt), um sich mit Ihrem Zustand ganz privat auseinanderzusetzen. Vielleicht wollen Sie niemanden belasten und so lange, wie es nur irgendwie geht, eigenständig und autonom leben. Wer sagt eigentlich, dass das schlecht oder falsch wäre?

Aber vielleicht haben Sie Ihre Gedächtnislücken auch nie kompensiert, weil Sie entweder (noch) gar keine haben oder weil Sie immer schon ganz offen darüber geredet haben. Und zudem gäbe es auch noch eine dritte Möglichkeit. Es gibt mindestens drei Wege, die man gehen kann, wenn man bei sich selbst Gedächtnisausfälle bemerkt.

- Nicht darüber reden.
- Schon darüber reden.
- Nicht und schon darüber reden. Das heißt, Gedächtnislücken über einen langen Zeitraum bewusst kompensieren und gleichzeitig offen darüber sprechen.

Es gibt noch einen geheimen vierten Weg:

• Gar nicht daran denken (weder-noch).[49]

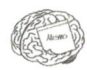 **Merksätze**

Das Kompensieren von Gedächtnislücken ist eine beachtliche Leistung.

Wenn man will, kann man ruhig offen darüber sprechen, wie gut man Gedächtnislücken kompensieren kann (der dritte Weg).

Diese dritte Möglichkeit wollen wir uns hier etwas genauer ansehen. Wie privat sind eigentlich die Beobachtungen, dass man Gedächtnisprobleme, Orientierungsprobleme, Verwirrtheitszustände oder dergleichen mehr hat? Und wie erfinderisch kann man werden, um Ausfälle oder Lücken zu kaschieren und zu kompensieren?

Die Kosmetikbranche lebt davon, dass Menschen gerne ihre Hautunreinheiten, ihren Körpergeruch oder auch ihre brüchigen Fingernägel kaschieren und sich auf diese Weise wieder wohl in ihrer Haut fühlen. Weshalb genieren sich dann aber manche Menschen, wenn sie merken, dass sie immer vergesslicher werden, aber zugleich auch immer erfinderischer, um diese Vergesslichkeit erfolgreich zu kompensieren? Man sollte dazu aktiv ermutigt werden, anstatt sich auch noch Schuldgefühle zu machen. Manchen Menschen macht es freilich nichts aus, wenn sie übel riechen, und sie benutzen einfach kein Deodorant. Das ist auch zu akzeptieren. Man kann kaschieren und kompensieren, wenn man will. Man kann aber auch allen sagen, dass man sehr vergesslich ist und dringend auf die Hilfe der anderen angewiesen ist. Ja, man kann eine Demenz sogar als Waffe verwenden, um Menschen an sich zu binden.

Jedes Verhalten – egal welches – kann als Zeichen einer Demenz gedeutet werden. Putzen Sie sich morgens selbstständig die Zähne, heißt es, Sie haben vergessen, dass sie dritte Zähne haben. Putzen Sie sich morgens nicht die Zähne, heißt es, Sie könnten sich nicht mehr selbst versorgen. Kochen Sie Äpfel mit Würstchen in einem Topf, heißt es, Sie würden alles durcheinanderbringen. Kochen Sie keine Äpfel mit Würstchen, heißt es, Sie hätten jeden Sinn für das Kochen verloren. Legen Sie den Autoschlüssel in den Kühlschrank, ist dies ein klares Indiz für eine Demenz. Legen Sie den Autoschlüssel in das Vorzimmer auf das Tischchen, ist dies ebenso ein Indiz für eine Demenz, weil Sie den Schlüssel doch zur Nachbarin hätten bringen sollen etc. Wenn Sie einmal die Diagnose »Demenz« haben, können Sie relativ sicher sein, dass die gesamte Verhaltenspalette der Diagnose untergeordnet wird. Sie können sich fast nicht mehr »normal« verhalten – außer, Sie werden von jemandem beobachtet, der sich seiner eigenen Beobachtungen bewusst ist, jemand, der die Beobachtung der Beobachtung gelernt hat – in so einem Fall haben Sie eine Chance, aus der Spirale wieder herauszukommen.[50]

✏️ **Denk- und Schreibaufgabe**

Haben Sie schon mit anderen Menschen über Ihre Beobachtung gesprochen, dass mit Ihnen anscheinend etwas »nicht stimmt«, Sie vielleicht vergesslicher geworden sind oder mitunter desorientiert oder …

Tragen Sie hier bitte ein, was Sie bei sich beobachtet haben. Falls Sie nichts bei sich beobachtet haben, können Sie diesen Kasten überspringen.

Ja, ich habe bereits mit _____
darüber gesprochen.

Wie waren die Reaktionen Ihrer Gesprächspartner? _____
_____

Wie sind die Reaktionen jetzt, in diesem Moment, falls Sie dieses Buch mit jemandem durcharbeiten? _____

_____

Was sagen Sie selbst zu Ihrer Beobachtung? Welche Befürchtungen haben Sie? _____

_____

ODER

Nein, ich habe noch mit niemandem über meine Beobachtung gesprochen, weil _____

Ich habe vor, mit jemandem darüber zu sprechen oder auch einen Facharzt aufzusuchen, habe mich dazu nur noch nicht durchringen können, weil ich _____

Was haben Sie bisher alles unternommen, damit niemand etwas von den Beeinträchtigungen des Gedächtnisses (oder was auch immer Sie bei sich beobachten) merkt? _____

_____

Wie würden Personen, die Ihnen nahestehen, reagieren, wenn sie wüssten, was Sie alles unternehmen, damit niemand etwas von Ihren Gedächtnisbeeinträchtigungen (oder was auch immer Sie bei sich beobachten) merkt? _____

_____

Das Nachlassen der geistigen Kräfte ist ein sehr schambesetztes Thema. Niemand spricht gerne darüber, genauso wenig, wie man gerne eine schlechte Schulnote bei seinen Freunden herumerzählt. Doch Halt. Ist das wirklich so? Sind schlechte Schulnoten *nur* uncool? Oder sind sie ab einem bestimmtem Alter nicht auch ein wenig cool?

Ist es peinlich, wenn man merkt, dass Wörter nicht mehr präsent sind oder man nicht mehr weiß, was man eben noch tun oder sagen wollte? Und falls es peinlich ist, warum eigentlich? Hängt dies nicht auch mit dem Alter zusammen, in dem man sich befindet? Hat man bereits ein Alter erreicht, das typisch für eine Demenz ist, so kann einem eigentlich auch wieder gratuliert werden: Denn man ist mit großer Wahrscheinlichkeit über 80.[51]

Die für eine Alzheimer-Krankheit typischen neuropathologischen Veränderungen zeigen sich jedoch vermutlich bereits Jahrzehnte, bevor klinische Demenzsymptome zu beobachten sind.[52] Ob aus diesen Gehirnveränderungen schließlich eine Alzheimer-Erkrankung wird oder nicht, kann zum gegenwärtigen Zeitpunkt niemand vorhersagen. Es hat sich wie bereits erwähnt gezeigt, dass Menschen von neuropathologischen Veränderungen betroffen sind, ohne klinisch auffällig zu sein. Wenn dies so ist, dann wären pathologische Hirnveränderungen nichts mehr, für das man sich genieren müsste, denn ganz im Gegenteil: Man ist in der Lage, diese Veränderungen zu kompensieren.

Was ist dann aber an einem »dementen« Zustand peinlich? Wenn ein gewisser geistiger Abbauprozess im Zuge des Älterwerdens völlig *normal* ist, ebenso wie der »restliche« Körper altert und etwas schrumpft, was muss einem dann noch unangenehm sein? Ist es der massive Verfall, der sich im Laufe der Demenz einstellt, diese Vorstellung der völligen Hilflosigkeit, die einem den Angstschweiß auf die Stirn treibt? Dieses Stadium der sogenannten »schweren« Demenz?

> »Im Stadium der schweren Demenz, in dem sich völlige Hilflosigkeit und häufig Bettlägerigkeit sowie Harn- und Stuhlinkontinenz einstellen, besteht Versorgungsbedürftigkeit rund um die Uhr.«[53]

Das hört sich tatsächlich nicht sehr prickelnd an und läuft darauf hinaus, dass man seine persönliche Autonomie und Freiheit aufgibt. Das mag der Grund sein, weshalb der Gedanke an eine schwere Demenz für viele Menschen mindestens ebenso schrecklich ist wie der Gedanke, von einer anderen schweren Krankheit »befallen« zu werden.

Merksätze

Hat man bereits ein Alter erreicht, das »typisch« für eine Demenz ist, so ist man 80 Jahre alt oder älter.[54]

Ist man jedoch deutlich jünger, aber über 65 Jahre alt, so könnte man bereits neuropathologische Veränderungen haben, die typisch für eine Demenz vom Alzheimer-Typ sind, nur weiß man noch nichts davon.

Falls man deutlich jünger als 80 Jahre ist und dennoch Gedächtnis- und Denkbeeinträchtigungen hat, dauert es vielleicht nur noch ein paar Jahre, bis man in der Statistik erscheint. Man kann diese Ausfälle gewiss noch eine Weile gut kompensieren. Möglicherweise vermeidet man auch ganz bewusst eine Demenzdiagnose, weil man sich dafür einfach noch zu jung fühlt.

Aber irgendwann ist eventuell ein Punkt erreicht, an dem alles Kompensieren nichts mehr nützt. Es wird allzu offensichtlich, dass »etwas« nicht in Ordnung ist, und man bringt sich unter Umständen durch bestimmte Verhaltensweisen in Gefahr (Brennenlassen der Herdplatten, Verkochen von Schnürsenkeln, Offenlassen der Haustüre, nächtliche Wanderschaften ohne adäquate Kleidung etc.). Dieses selbstgefährdende Verhalten ist nicht selten der Punkt, an dem auch Angehörige, die an einen Menschen mit Demenz gekoppelt sind, an ihre persönlichen Grenzen stoßen. Es wird höchste Zeit, dass die Sache den richtigen Namen bekommt und der Mensch mit Demenz die bestmögliche Betreuung. Dabei verschmilzt der Name »Demenz« mit dem beobachteten Verhalten – d. h., der Begriff kann zum Erklärungsprinzip für alles gemacht werden, was ein Mensch tut oder nicht tut. Alles kann von nun an in dem Kontext der »Demenz« gesehen werden und nicht mehr in einem »normalen« Kontext. Das ist die Gefahr von diagnostizierten (neurokognitiven) Störungen – sei es nun eine sogenannte »Demenz« oder irgendeine andere Beeinträchtigung des Erlebens und Verhaltens.

Ein eingewachsener Zehennagel ist nur dann relevant, wenn ich damit vielleicht den Großglockner besteigen will. Aber eine »Demenz« ist immer relevant, da sie ja das Denken eines Menschen betrifft, das man nicht einfach »abspalten« oder »auslagern« kann. Wer diese Diagnose bekommt, wird in der Regel nicht mehr anders wahrgenommen als (ein Mensch) mit Demenz – und daher ist es wichtig, sich zu überlegen, wie man die Demenz in gewisser Weise auch wieder loswird, selbst wenn man sie hat. Mit anderen Worten: Wie kann die *Person* mit all ihren gelebten Erfahrungen wahrgenommen werden, und nicht primär mit einer diagnostizierten Beeinträchtigung?

Merksatz

Die zentrale Frage lautet: Wie kann ich eine Diagnose als *Mensch* wieder loswerden, selbst wenn ich sie habe?

Dazu ist es wichtig, sich Gedanken zu machen, wie man mit einer Demenzdiagnose umgehen könnte, sollte man sie bekommen. Es ist von Vorteil, sich darüber Gedanken zu machen, *bevor* man die Diagnose hat. Denn wenn man die Erkrankung auch nicht aufhalten kann, so kann man doch – rechtzeitig – psychosoziale Maßnahmen ergreifen, die langfristig gesehen dabei helfen, als Person und nicht primär als »kranke Person« wahrgenommen und wertgeschätzt zu werden.

Wiederholung der Merksätze von Schritt 2

- Das Kompensieren von Gedächtnislücken ist eine beachtliche Leistung.
- Wenn man will, kann man ruhig offen darüber sprechen, wie gut man Gedächtnislücken kompensieren kann (der dritte Weg).

- Hat man bereits ein Alter erreicht, das »typisch« für eine Demenz ist, so ist man 80 Jahre alt oder älter.
- Ist man jedoch deutlich jünger, aber über 65 Jahre alt, so könnte man bereits neuropathologische Veränderungen haben, die typisch für eine Demenz vom Alzheimer-Typ sind, nur weiß man noch nichts davon.
- Die zentrale Frage lautet: Wie kann ich eine Diagnose als *Mensch* wieder loswerden, selbst wenn ich sie habe?

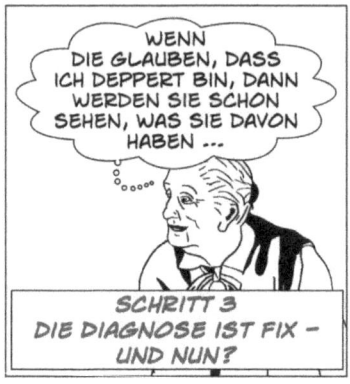

Abb. 9: Der dritte Schritt

Mit der Demenz leben

Die derzeitige Lehrmeinung besagt, dass eine Demenz vom Alzheimer-Typ irreversibel voranschreitet, wenn man auch durch gezieltes Training und bestimmte Arzneimittel das Fortschreiten der Erkrankung etwas verlangsamen kann. Wenn man sich nun einem Test- und Untersuchungsverfahren ausgesetzt hat (etwa im Rahmen eines Klinikaufenthalts) und auf Grundlage eines bestimmten Test- und Untersuchungsverfahrens die Diagnose einer Demenz bekommen hat, dann muss zumindest vorab geklärt werden, wie man nach einer solchen Diagnose psychologisch begleitet wird – wie also der Mensch dabei unterstützt wird, sein Leben zu meistern.

Mit anderen Worten: Wenn auch die ärztliche Empfehlung lauten mag, dass man eine Demenzdiagnose möglichst frühzeitig stellen sollte, dann muss es auch Maßnahmen geben, die dann – nach einer solchen Diagnose – Ressourcen und Stärken fördern, anstatt mit dem Zeigefinger auf die Defizite zu zeigen. Man sollte also bereits vor einer diagnostischen Abklärung von Symptomen darüber nachdenken, wie es weitergehen könnte und sollte, falls man jemals eine Demenzdiagnose bekommt.

Aber wenn man eine solche Diagnose bekommt, kann man sie auch in eine sich selbst erfüllende Prophezeiung verwandeln. Das heißt: Man verhält sich von nun an erst so richtig dement, wo man davor noch Hoffnung hatte, vielleicht doch nicht dement, sondern nur »scheindement« zu sein, so wie manch andere scheinschwanger sind. Aber eines ist auch klar: Die Sache hat jetzt wenigstens endlich einen Namen und liegt sonnenklar vor dem geistigen Auge.

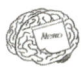 **Merksatz**

Wenn man eine Demenzdiagnose hat, kann man sich so richtig dement verhalten und braucht sich nicht mehr davor zu fürchten, nur scheindement zu sein.

Und man weiß auch, dass man diese Diagnose nie mehr loswird? Das ist anders als bei einem Hühnerauge oder einer Schwangerschaft. Man braucht sich also keine Sorgen zu machen, ob das »Auge« oder der »Bauch« wieder weggehen oder nicht. Eine Demenz vom Alzheimer-Typ verschwindet nie mehr wieder. Kaum eine Diagnose ist, so scheint es, dermaßen hartnäckig und zäh, bis zum Tod.

Wenn die Diagnose nun fix ist, man also tatsächlich und »objektiv« nachgewiesen an einer Demenz erkrankt ist, eventuell sogar mit großer Wahrscheinlichkeit an der Alzheimer-Krankheit leidet, so muss man nun mit dieser Diagnose umgehen, sich auf eine veränderte Lebensweise einstellen. Aber immer noch ist diese Diagnose nur eine Verdachtsdiagnose, die aufgrund der derzeit herrschenden Lehrmeinung gestellt wurde. Möglich, dass man im Jahr 2073 eine ganz andere Sichtweise hat, um veränderte Gedächtnis- und Kommunikationsmuster zu erklären. Es ist zumindest nicht auszuschließen. Da wir alle aber jetzt leben und nicht in der Zukunft, müssen wir auch jetzt mit der Problematik bestmöglich zurechtkommen.

✏️ **Denk- und Schreibaufgabe**

Was verändert sich durch eine Demenzdiagnose *nicht*? Welche Maßnahmen werde ich ergreifen, falls ich jemals die Diagnose »Demenz unter Umständen vom Alzheimer-Typ« bekomme?_____

_____

Was ändert sich auch ohne Diagnose permanent in meinem Leben? _____

_____

Welche neuen Wege könnten eine Demenzdiagnose öffnen?

_____

Wie und wann würden Sie mit Ihrer Familie und Ihren Freunden über eine solche Diagnose sprechen? _____

_____

Wie könnten Ihre Familie und Ihre Freunde im Falle des Falles reagieren? _____

_____

Das Alter oder andere Faktoren können für all die »Ausfälle« nicht mehr als alleinige Erklärung dienen. Mitunter kommt es auch nach einem Krankenhausaufenthalt zu einer plötzlichen massiven Verschlechterung des Allgemeinzustands, zu einer plötzlichen »Dekompensation«. Es wird einem nun gesagt, dass eine Demenz sehr wahrscheinlich ist und sich der kognitive Zustand sukzessive verschlechtern, jedenfalls nicht merklich verbessern wird. Was also tun? Wie soll man mit dieser Diagnose umgehen? Welche Schritte sind nun sinnvoll, welche sind weniger sinnvoll?

Wenn man gesagt bekommen hat, dass man dement sei, was macht das mit einem? Sieht man sich schon schweigend im Aufenthaltsraum eines Pflegezentrums sitzen? Bekommt man es mit der Angst zu tun? Wird man plötzlich auf einem Auge blind? Das wäre nicht schlecht, weil sich dann der Fokus etwas verlagerte. Betrinkt man sich hemmungslos, weint oder flucht?

Was ist an dieser Diagnose so schlimm? Wer hat den Mut zu einem offenen »Ja« zu seiner Demenz? Denn eine Diagnose macht ja nur etwas offensichtlich, das schon die ganze Zeit da war, nur hat sich niemand die Mühe gemacht, einen schönen Namen dafür zu finden. Aber jetzt hat die »Sache« einen Namen, und es wäre ein Wunder, wenn eine solche Diagnose einen Menschen emotional völlig kalt ließe, etwa der Art: »Ach, ich kann mich gar nicht mehr klar ausdrücken, bald sitze ich auf einer Windel und kann nicht mehr normal sprechen. Aber egal. Es gibt Schlimmeres.« (s. Abb. 10).

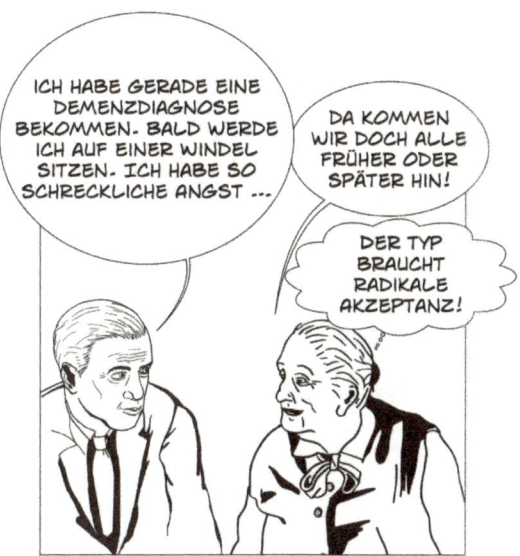

Abb. 10: Radikale Akzeptanz einer Diagnose

Nun steht die Diagnose schwarz auf weiß auf einem Blatt Papier. Es bleibt Ihnen nichts anderes übrig, als sie radikal zu akzeptieren? Ist das wirklich die einzige Lösung? Und man hat sich diese »Lösung« ja noch nicht einmal selbst ausgesucht. Sie wird einem übergestülpt und kommt nicht aus dem Innersten. Kann man aber eine Lösung, die man *nicht* selbst gefunden hat, überhaupt leben? Kann man sie sozusagen in die Praxis umsetzen? Oder scheitert es daran, dass eine von außen kommende Lösung niemals eine eigene Lösung sein kann, selbst dann nicht, wenn man sie versteht – sozusagen in das Innerste hat vordringen lassen.

Eine Alzheimer-Diagnose ist jedenfalls eine »Verlustdiagnose«? Nur was genau verliert man eigentlich? Oder kommt man nur an etwas, das bisher automatisch und problemlos vorhanden war, nicht mehr heran? Solange das Gedächtnis einwandfrei arbeitet, macht man sich gewöhnlich auch keine besonderen Gedanken über dieses Gedächtnis. Wozu auch? Man merkt eigentlich erst, dass man ein Gedächtnis »hat«, wenn man sich etwas merken soll, es dann aber doch immer wieder vergisst. Dann sagt man vielleicht: »Heute arbeitet mein Gedächtnis aber gar nicht gut.« Man schiebt sozusagen dem Gedächtnis die Schuld zu, wenn man sich etwas nicht merkt. Dummerweise kann man im Gehirn jedoch keinen Bereich finden, den man eindeutig bestimmten Gedächtnisfunktionen zuordnen könnte, wenngleich es natürlich schon Bereiche gibt, die als besonders relevant für das Einprägen von neuen Inhalten gelten, wie zum Beispiel das »Seepferdchen« im Gehirn (der Hippocampus). Es ist daher auch nicht so einfach, das »Gedächtnis« zu reparieren, wenn man merkt, dass es »seltsam« arbeitet, weil man eigentlich nicht weiß, wo genau und mit welchen Mitteln man nun ansetzen könnte. Vielmehr kann man davon sprechen, dass Fähigkeiten sich über das gesamte Gehirn »netzwerkartig« verteilen und einzelne Kompetenzen nur schwer in einem klar definierten »Zentrum« zu lokalisieren sind.[55] Schließlich darf man auch nicht vergessen, dass sich ein Mensch immer in einem sozi... Netz befindet, in dieses eingebettet ist und sich »Fähigkeite... überhaupt erst in so einem Netz entfalten und zeigen können.

 Merksätze

Kognitive Funktionen (Denken, Merken, Problemlösen etc.) entfalten sich in einem sozialen Netz (einer Um- und Mitwelt) und lassen sich daher auch nicht einzig und alleine im Gehirn lokalisieren.

Das Gehirn ist ein Konstrukt – insofern, als wir Menschen es aus dem Gesamtorganismus, der stets in eine Um- und Mitwelt eingebettet ist, »seziert« haben.[56]

So könnte man sich auch das Gedächtnis als Fähigkeit denken, die überhaupt erst durch die Interaktion mit einer »Umwelt« (Dingen, Menschen, Informationen, die man sich merken kann) Sinn bekommt.

Wenn man eine Socke verliert, dann weiß man meistens, wo man ihn zuletzt gesehen hat. Manchmal werden Socken auch von Waschmaschinen verschluckt. Das ist wahrscheinlich immer noch die häufigste Art, Socken zu verlieren. Und natürlich ist das sehr mysteriös. Glücklicherweise wurden speziell für dieses Problem sogenannte »Sockenklammern« erfunden – sozusagen eine Form des »Paarungshelfers«. Diese Klammern binden eine Socke an die andere. Auf diese Weise kann man ihn zumindest in der Waschmaschine nicht mehr so ohne Weiteres verlieren. Interessanterweise könnte diese Methode des »Klammerns« oder »Koppelns«[57] auch für Menschen mit Gedächtnislücken nützlich sein. Wenn man nämlich zwei Menschen aneinanderkoppelt, sie sozusagen »zusammenklammert«, verfügen beide zusammen über ein funktionierendes Gedächtnis, und das individuelle Gedächtnis wird zweitrangig. Wenn natürlich beide schon vorab ihr Gedächtnis »verloren« haben und man koppelt diese beiden Menschen aneinander, müsste schon ein Wunder geschehen, damit sie zusammen wieder zu »einem« Gedächtnis kommen. Der Trick funktioniert also nur, wenn einer der beiden Tänzer die Führung übernehmen kann und das »löchrige« Gedächtnis des anderen kompensieren kann.

Ebenso kann man als einzelner Mensch – für den Fall, dass kein zweiter zur Verfügung steht – virtuelle »Gedächtnisklammern« zu Hilfe nehmen und auf diese Weise eine Information (z. B. einen Straßennamen, eine Telefonnummer, ein Kochrezept) als Schriftbild im »Außenbereich« stehen lassen. Das können aber auch Uhren sein, die die Zeit ansagen (falls man sie nicht mehr lesen kann) oder auch den Namen und den Weg nach Hause (mittels GPS). Der Kreativität sind hier keine Grenzen gesetzt. Dennoch muss dieses Schriftbild oder der Klang noch von jemandem gelesen bzw. gehört und damit »übersetzt« werden. Die Buchstaben oder der Sound müssen mit Bedeutung angereichert werden. Das Gedächtnis zeigt sich in der Interaktion mit der Umwelt und mit sich selbst. Eine Notiz ist eben nur eine »Krücke« und nicht der »Geist« oder das »Gedächtnis« als solches.[58]

 Merksatz

Was wir »Gedächtnis« nennen, zeigt sich in der Interaktion mit sich selbst, sowie mit einer Um- und Mitwelt. Es ist jedoch nicht isoliert von diesen kommunikativen Interaktionen zu »finden«, und man kann es auch nicht auslagern wie eine Kiste.

Es macht das Leben jedoch ganz angenehm und unkompliziert, wenn man nicht ständig nachschauen muss und auch nicht laufend auf die Hilfe anderer angewiesen ist. Ein funktionierendes Gedächtnis ist eine sehr praktische Angelegenheit. Es ist praktisch, wenn man nicht permanent darüber nachdenken muss, wie man heißt, wo man wohnt und was man vor einigen Minuten getan hat oder tun wollte. Was hier wie eine Beeinträchtigung und gar ein »Verlust« des Gedächtnisses erscheint, könnte aber ebenso gut eine unterbrochene interne Kommunikation sein und auch mangelnde Aufmerksamkeit in konkreten Situationen. Dass es sich um das »Gedächtnis« handelt, ist bereits eine »Erklärung« für ein seltsames Verhalten. Es ist der Versuch, in das Innere eines Menschen zu blicken und sein Verhalten auf eine »Funktion« zu reduzieren.

Das Nachlassen von mühsam gelernten und antrainierten Fähigkeiten, Fertigkeiten und Vorlieben macht den Zustand einer beginnenden Demenz meist etwas bitter. Wenn man Krebs hat, *hat* man etwas, irgendetwas, das man bekämpfen kann, aus dem Körper »herausholen« kann. Wenn man bei sich selbst Beeinträchtigungen der Gedächtnis- und Denkfunktionen bemerkt, so hat man jedoch nicht das Gefühl, etwas »Zusätzliches« im Körper zu haben, sondern vielmehr die gewohnten und von klein auf wohltrainierten Gedächtnis- und Ausdrucksfähigkeiten zu »verlieren«.

Und dann bekommt man es möglicherweise mit der Angst zu tun. Es ist zumeist ein Schock, der nicht selten in eine Schockstarre mündet. Und es ist ein Tabu, darüber zu sprechen, dass man »nicht mehr klar denken kann«, dass man »manchmal verwirrt« ist, dass einem »plötzlich nichts mehr einfällt«. Diese Angst wird genährt durch Verlustgefühle. Was gibt es Schlimmeres, als gesagt zu bekommen, dass man gerade dabei ist, seinen ureigenen Verstand zu verlieren? Zumindest legen die Diagnose und der Begriff der Demenz (welcher Form auch immer) dies nahe. Und mit diesem Verstand Hand in Hand gehend verliert man das Verstandenwerden und am Ende möglicherweise auch sein Ego, seine Persönlichkeit und damit vielleicht sogar »sich selbst«. Aber ist dies wirklich so? Wie kann man »sich selbst« verlieren? Und wie kann man verhindern, dass diese »Prognose« sich schließlich »selbst erfüllt«? Wie kann man aus der sich selbst erfüllenden Prophezeiung, dass sich die Gedächtnis- und

Denkleistungen automatisch immer mehr verschlechtern werden, aussteigen? Kann man denn gar nichts tun?

Doch! Man kann etwas tun und das ist auch ganz einfach zu erklären – nämlich mit der sogenannten kognitiven Reservekapazität[59] und mit der bereits erwähnten »Sockenkoppelung«. Je mehr Sie lesen, denken, schreiben, reisen und mit anderen kommunizieren, desto mehr koppeln Sie sich als Person an bereits Vorhandenes – an Bücher, Kompositionen, Lebenserfahrungen, andere Menschen und vieles mehr. Je besser Sie gekoppelt und vernetzt sind, desto schwerer können Sie »sich selbst« verlieren.

 Über die Demenzprävention

Bickel beschreibt folgende in der Fachliteratur für den Zusammenhang zwischen Bildung und Demenz diskutierten Gründe. Es gilt: je höher die Schulbildung, desto geringer das Demenzrisiko.

»Frühe Störungen der Hirnreifung, die sowohl einen weiterführenden Schulbesuch weniger wahrscheinlich machen als auch das Demenzrisiko im Alter erhöhen; durch geistige Stimulation vermittelte Stärkung der zerebralen Reservekapazität; bildungsassoziierte Unterschiede im Gesundheitsverhalten und in den Arbeitsplatzrisiken.«[60]

Wer zeitlebens geistig und körperlich aktiv war, hat statistisch gesehen einen Vorteil:

»Menschen mit höherer Bildung, geistiger und körperlicher Aktivität zeigen statistisch ein geringeres Risiko, an Alzheimer-Demenz zu erkranken.«[61]

Dennoch kann nicht ausgeschlossen werden, dass dieser Zusammenhang zwischen Bildung und Demenzrisiko auch daran liegt, dass *»Personen mit niedrigerer Bildung insgesamt schlechter bei den verwendeten Tests abschneiden und somit früher den Schwellenwert zur Demenz unterschreiten«.[62]*

Man kann – trotz aller offenen Fragen – davon ausgehen, dass ein Leben voller Anregungen (geistiger, psychosozialer sowie körperlicher Natur) das Demenzrisiko alleine dadurch reduziert, dass eine intensive Koppelung an Vorhandenes zu einer erhöhten »kognitiven Reserve« führt, ebenso wie ein gut gekoppelter Mensch schlicht und ergreifend ein größeres Verhaltensrepertoire zur Verfügung hat.

»Da ein aktiver Lebensstil wahrscheinlich auch noch in höherem Alter protektiv gegen geistigen Abbau wirkt, sollte zu geistig fordernden Hobbys und möglichst vielfältigen und engen sozialen Kontakten geraten werden, da dadurch sehr wahrscheinlich ein wichtiger Beitrag zur Demenzprävention geliefert wird.«[63]

 Merksätze

Je aktiver man selbst ist und je interaktiver man kommuniziert, desto größer ist das vorhandene Netzwerk – nicht nur »im« Gehirn, sondern auch »außerhalb« des Gehirns.

Und je besser das Gehirn und der daran hängende Mensch vernetzt und gekoppelt sind, je größer das Netz ist, desto mehr Reserven stehen zur Verfügung, um Ausfälle zu kompensieren.

Statistisch gesehen ist ein guter Bildungsstatus von Vorteil, um keine Demenzdiagnose zu bekommen. Wenn man hingegen die Diagnose schon hat, dann ist es statistisch gesehen leider schon zu spät. Aber dann hat man zumindest noch die Möglichkeit, dem demenziellen Geschehen aktiv zu begegnen, anstatt sich passiv zurückzuziehen. Jetzt, wo Sie selbst diese Zeilen lesen, können Sie noch etwas tun. Wenn Sie die Diagnose einmal haben, können Sie auch noch etwas tun – nämlich v. a. die Koppelung an Vorhandenes intensivieren – sozusagen das Netz vergrößern. Und Koppelung bedeutet auch Lesen, Schreiben,

Musikhören, etwas Neues Lernen, Verreisen etc. Es bedeutet aber auch, seine soziale Koppelung an andere Menschen zu intensivieren. Das wird auch ganz automatisch passieren. Es werden Menschen auftauchen, mit denen man Dinge tut, die man davor vielleicht immer alleine getan hat.

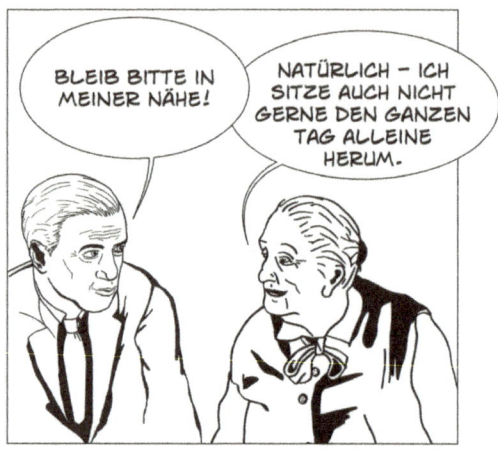

Abb. 11: Über die soziale Koppelung zwischen James und Rosi

Es ist das Wesen einer Demenzerkrankung, dass sich die Koppelung an Mitmenschen intensiviert. Wenn man sich selber, als Individuum, im Laufe des Heranwachsens in einer Familie einmal gut erfunden hat, kann es einem komisch vorkommen, dass man wieder vermehrt familiäre Koppelung – also ein soziales Netz – benötigt. Und dennoch ist diese soziale, gesellschaftliche Koppelung der »ganz normale Wahnsinn« des Lebens.

Die Frage bleibt, wie man selbst mit einer Demenzdiagnose umgeht und wie die Angehörigen mit einer solchen Diagnose umgehen. Wird man überhaupt noch gefragt, was man sich nun wünscht, oder wird man von nun an nur mehr mitleidig und schweigend beobachtet? Ist diese Diagnose überhaupt ein Problem? Oder eher eine Erlösung? Mitunter werden Diagnosen auch als sehr befreiend erlebt, weil nun das »seltsame Verhalten«

eines Menschen einen Namen hat, wo man sich zuvor vielleicht darüber geärgert hat, dass der- oder diejenige immer wieder den Kleiderschrank ausgeräumt hat oder regelmäßig die Autoschlüssel in der Brotdose versenkt hat. Jetzt kann man das alles mit einem einzigen Wort »erklären«, was auch als sehr wohltuend erlebt werden kann – zumindest von den Angehörigen.

 Merksatz

Mit einer Diagnose wie »Demenz« kann die gesamte Palette im Verhalten eines Menschen mit nur einem Wort erklärt werden. Das kann auch, gerade von Angehörigen, als sehr wohltuend erlebt werden.

Nur – wie sieht es bei dem Menschen mit Demenz aus? Spricht man hier offen über die Diagnose? Und werden auch Fragen erörtert, was jetzt zu tun ist? Was genau ist nun zu lösen? Was ist eigentlich genau das Problem? Können Außenstehende das wissen? Oder kann nur der von Denk- und Gedächtnisstörungen geplagte Mensch wissen, was für ihn – im konkreten Hier und Jetzt – das Problem ist? Schließlich sind »Störungen« oder »Beeinträchtigungen« im Erleben und Verhalten ebenso variantenreich wie die Lebensgeschichten und gelebten Erfahrungen der betroffenen Menschen und ebenso variantenreich wie die Kompensationsleistungen.

 Merksatz

»Beeinträchtigungen« existieren nicht »absolut«. Sie sind immer relativ zu dem Menschen und seinen gelebten Erfahrungen zu sehen.

Etwas Karottenschneiden gefällig? Oder doch ein bisschen Aquarellmalen? Oder wie wäre es mit einem Gespräch voller Einfühlungsvermögen und Empathie? Das ist es doch, was Sie jetzt brauchen? Oder etwa nicht?

Was ändert sich durch die Diagnose?

Die Diagnose »Demenz« ändert grundsätzlich sehr viel, nämlich vor allem die Art und Weise, wie man beobachtet wird und wie das Verhalten, das man an den Tag legt, erklärt wird. Hat man Masern –weichen alle zur Seite. Aber eine Alzheimer-Demenz ist ja glücklicherweise nicht so offensichtlich wie Masern. Sie läuft versteckt ab, die Ursachen sind unbekannt, und somit lässt sie sich auch über lange Zeit sehr gut verdrängen. Warum sollte man da nicht froh sein, eine Demenz zu haben? Vielleicht ist es immer noch besser als eine offensichtliche Krankheit, vor der alle zurückschrecken? Auf den »ersten Blick« sieht man einem Menschen seine kognitiven Beeinträchtigungen jedenfalls meist nicht an. Dazu muss man schon in ein Gespräch kommen, in die Kommunikation gehen.

Jedenfalls wurde mit der Diagnose etwas bisher im Dunkeln Liegendes ans Licht gebracht, und es blendet nun jeden, der von der Diagnose etwas weiß. Diagnosen sind letztendlich Beschreibungen von Beobachtungen und als eben diese Beschreibungen sind sie durchaus nützlich. Nichtsdestotrotz ändert die Art und Weise der Beschreibung auch die Diagnose, und dies ist letztendlich der entscheidende Punkt.

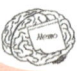 **Merksätze**

Wenn Sie nur dort hinschauen, wo Sie sehen, was Sie plötzlich alles nicht mehr können, werden Sie auch nichts anderes sehen.

Wo Sie hinschauen, bleibt Ihnen selbst überlassen.

Ein Neurologe oder Neuropsychologe ist dazu verpflichtet, bestimmte Diagnosekriterien und Testverfahren anzuwenden, die gerade der ärztlichen und psychologischen Kunst entsprechen. Man selbst kann aber darüber entscheiden, wie man mit einer Diagnose umgeht und wie persönlich man diese Diagnose nimmt. Man kann immer noch selbst entscheiden, ob man diese Diagnose nur für einen Aspekt der Wirklichkeit hält oder für die Wirklichkeit schlechthin.

Nun gut, werden Sie jetzt vielleicht sagen. Aber was macht das für einen Unterschied? Falls ich jemals eine Demenz diagnostiziert bekomme, verschlechtert sich mein Zustand ja nicht nur, weil ich eine Diagnose bekomme, sondern weil ich immer vergesslicher, desorientierter, unkonzentrierter und vieles mehr werde – aus welchen Gründen auch immer. An der Demenz, so scheint es, kommen wir dann nicht vorbei. Diese wurde zweifelsfrei beobachtet. Und die Aspekte der Wirklichkeit, die relevant sind – wie die Merkfähigkeit, die Orientierung, die Kommunikationsfähigkeit etc. –, wurden auch klar beschrieben. Wieso sollte es daher etwas bringen, den Fokus weg von den Defiziten und hin zu den Ressourcen zu richten? Denn die Defizite bleiben ja dennoch bestehen. So oder so ähnlich könnten Ihre Argumente lauten, wenn Sie von der absoluten Existenz einer demenziellen Erkrankung überzeugt sind. Es ist jedoch sehr wohl ein Unterschied, ob man den Blick auf die Defizite oder auf die Ressourcen eines Menschen richtet – gerade im Umgang mit Menschen, die von einer Demenz betroffen sind, ist das ein riesiger Unterschied. Ganz praktisch betrachtet ist es sogar gefährlich, so zu tun, als wären bei Menschen mit Demenz nur Defizite vorhanden und keine Ressourcen oder Stärken, die vielleicht gerade erst durch die Defizite zum Vorschein kommen.

Wenn man bei einer Orange die Schale abschält, wenn man ihre äußerste Schicht entfernt, sieht man dann – trotz der Defizite[64] – nicht erst das, was man verspeisen will? Kommt nicht erst dann die saftige Frucht zum Vorschein? Und könnte es nicht bei der Demenz, wo die Kommunikationsfähigkeit immer eingeschränkter wird, die Schale, die unser Zusammenleben trägt, »weggeschält« wird oder nur noch implizit vorhanden ist, ähnlich sein (diese Frage, ob es sich um einen Verlust von

Fähigkeiten handelt oder nur um einen blockierten Zugriff, ist zum gegenwärtigen Zeitpunkt nicht abschließend geklärt)? Was kommt zum Vorschein, wenn die Sprache nicht mehr lückenlos funktioniert?

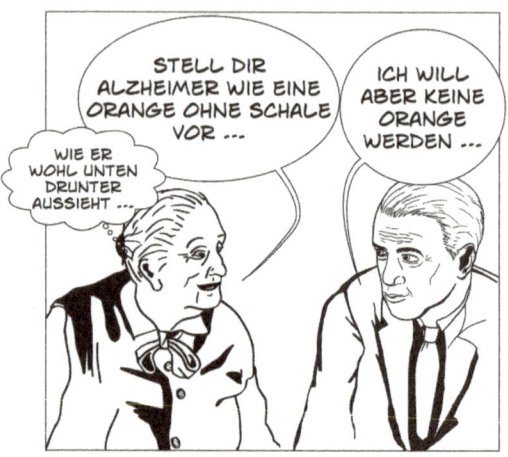

Abb. 12: Alzheimer als Frucht ohne Schale?

Wie schon das Wort »Beobachtung« nahelegt, »achten« wir auf bestimmte Aspekte, andere wiederum beachten wir nicht, weil wir unsere Aufmerksamkeit nicht darauf richten.

Schließlich ist auch zu sagen, dass die für die Alzheimer-Krankheit typischen Hirnveränderungen erst durch eine Untersuchung des Hirngewebes (in der Regel post mortem) gefunden werden können und außerdem auch vorhanden sein können, obwohl jemand nie klinisch auffällig wurde. Möglich, dass die intensive Forschung zu dem Thema bald neue Aspekte ans Tageslicht bringt, die sodann schon zu Lebzeiten eine sichere Diagnose ermöglichen. Zum gegenwärtigen Zeitpunkt handelt es sich jedoch um eine wahrscheinliche, nicht jedoch um eine gewisse Diagnose.

Wenn man für eine solche Alzheimer-Diagnose aber schon tot sein muss, so muss man sich ja fragen, was man mit einer

Diagnose, die nicht 100 %ig gewiss ist, eigentlich anfängt u.
wie wichtig Gewissheit oder Ungewissheit bzw. auch Abstufun-
gen dazwischen in dieser Angelegenheit sind.

Gewissheit zu haben, was man hat, und auch über klare,
neuropsychologische Kennwerte zu verfügen, hat den Vorteil,
dass man seinen eigenen Verlauf genau beobachten kann. Man
kann sich also selbst beim Abbauprozess zuschauen oder aber
auch sich selbst loben, wenn man feststellt, dass sich der Zustand über längere Zeit nicht verschlechtert hat. In Ungewissheit zu leben, was man genau hat, hat den Vorteil, dass man
nicht Gefahr läuft, einer sich selbst erfüllenden Prophezeiung
zum Opfer zu fallen. Denn wenn man sicher weiß, was man hat,
dann muss man in gewisser Weise auch der Diagnose gerecht
werden. Außer, es wird einem ausdrücklich dazu gesagt, dass
dies nur eine Momentaufnahme ist und es in ein paar Jahren
wieder ganz anders – und zwar auch besser – aussehen kann.
Gerade bei einer Alzheimer-Krankheit kann man jedoch nicht
davon ausgehen, dass es im Laufe der Jahre zu einer Verbes-
serung kommt, sondern höchstens zu einem Stillstand, einer
Latenzzeit, was auch schon einen Gewinn an Lebensqualität bedeuten würde.

Nichtsdestotrotz ist eine Alzheimer-Diagnose nur eine
Wahrscheinlichkeitsdiagnose, und man kann immer noch selbst
entscheiden, wie man mit der vorhandenen Ungewissheit umgeht. Man könnte immer noch auch etwas ganz anderes haben
und nennt »es« nur Alzheimer, weil es derzeit keine bessere »Erklärung« für das gezeigte Verhalten gibt. Letztendlich kann sich
jeder Mensch trotz dieser Diagnose (oder vielleicht auch gerade
wegen dieser Diagnose) auch für die Ungewissheit entscheiden,
wobei eine unsichere Diagnose eben immer auch noch eine
kleine Hintertüre offenlässt. Es könnte auch etwas ganz anderes
sein!

Denk- und Schreibaufgabe

Nur für Menschen, die sich vor einer Alzheimer-Krankheit fürchten oder die schon eine entsprechende Diagnose bekommen haben:

Wie wäre es, wenn ein geschulter Arzt zu Ihnen sagte:

»Frau/Herr _____, Sie haben wahrscheinlich eine Demenz vom Alzheimer-Typ, aber nicht mit Gewissheit.

Die Diagnose Alzheimer-Krankheit kann auch falsch sein. Wir müssen nun viele Tests durchführen, damit die Diagnose besser gesichert wird, und diese Tests brauchen Zeit. Aber selbst nach aufwendigen Tests werden wir die Diagnose nicht mit absoluter Gewissheit stellen können. Sie werden zum gegenwärtigen Stand der Forschung somit nie genau wissen, welcher Name zu Ihrem seltsamen Verhalten genau passt.«

Können Sie mit dieser Ungewissheit umgehen?

JA, Ungewissheit macht mir nichts aus!

NEIN, ich brauche Gewissheit, weil ...

Auf einer gedachten Linie zwischen JA und NEIN befinde ich mich

JA _____ NEIN

Ungewissheit ist OK   Ungewissheit ist für mich nicht OK

Falls Sie JA angekreuzt haben, können Sie sich fragen:

Wenn Ungewissheit für mich OK ist, wovor fürchte ich mich dann? _____

Falls Sie das Kreuz irgendwo in der Mitte gemacht haben, Sie sich also unsicher sind, ob Sie nun eine Diagnose haben wollen oder nicht, so könnten Sie sich fragen:

Wie kann ich mir sicher werden, was ich haben will?

_____

Falls Sie NEIN angekreuzt haben, also ganz rechts am Kontinuum ein Kreuz gemacht haben, so wäre Ihnen offensichtlich leichter, wenn Sie wüssten, was Sie eigentlich wirklich haben.

Es gibt schließlich viele verschiedene Demenzformen, von einer vaskulären Demenz über »Mischformen« bis hin zur seltenen Lewy-Körperchen-Demenz. Wenn Sie wissen, was Sie haben, so können Sie vorsorgen – etwa eine Vorsorgevollmacht unterschreiben, ein Zimmer in einem Pflegeheim reservieren und davor Ihr Hab und Gut nach Ihrem Willen aufteilen. Gewissheit zu haben, vor allem auch über den Verlauf der Erkrankung über die Zeit, ist im Falle einer Demenz vom Alzheimer-Typ jedoch nicht möglich. Ein Anteil Ungewissheit wird hier stets bleiben.

Wie kann ich mit der Ungewissheit leben? _____

_____

Welche Möglichkeiten und Chancen hat die Ungewissheit?

_____

Wissen wir es denn bei anderen Erkrankungen immer so genau, warum wir haben, was wir haben, und was wir überhaupt haben? Angenommen, man hat etwas ganz Banales, wenn auch durchaus Schmerzhaftes – sagen wir einen eingewachsenen Zehennagel auf der großen Zehe. Jeder Schritt tut Ihnen weh, die Zehe ist rot und pocht, auch beginnt es schon langsam zu eitern. Es ist eine sehr einfache Diagnose.

Die »Ursache« für diesen unangenehmen Zustand ist, so könnte man auf den ersten Blick meinen, der eingewachsene Nagel. Doch ist das wirklich so einfach zu erklären? Welche Rolle spielt das Immunsystem, damit sich die Zehe auch wirklich entzündet, welche Rolle spielt das Schuhwerk, das vielleicht auf die Zehe drückt. Ist wirklich der »Nagel« die »Ursache« – sozusagen die Erklärung schlechthin?

Damit der Arzt die Diagnose stellen kann, muss er zunächst die Zehe untersuchen und von einer gesund aussehenden Zehe unterscheiden. Ist dies im Falle einer Demenz möglich? Ist diese einfache Beschreibung eines veränderten Gehirns so einfach möglich? Oder ist die Gehirnveränderung eher schon eine *Erklärung* für das Vorhandensein bestimmter Symptome?

Wir zeigen auf das Gehirn und sagen: Da drinnen steckt die Demenz. Wir zeigen auf die Zehe und sagen: Da drinnen steckt der eingewachsene Nagel.

Doch ist das vergleichbar? Kann man eine Demenzerkrankung auf eine einfache materielle Ursache zurückführen? Schließlich geht es hier ja um Denkvorgänge, und kann man diese Denkvorgänge so einfach im Gehirn lokalisieren? Um sich dieser schwierigen Frage zu nähern, sind zunächst einmal drei große Bereiche zu unterscheiden: Beschreibungen, Erklärungen und Bewertungen von Sachverhalten.[65]

Beschreibungen, Erklärungen und Bewertungen der Demenz

Beginnen wir einmal bei den Bewertungen. Bewertungen sind subjektive Einstufungen, ob etwas gut oder schlecht ist, leicht oder schwer, angenehm oder unangenehm, oder auch beides zusammen oder keines von beiden.

Eine Erkältung kann unangenehm sein, aber auch angenehm, wenn man dadurch zum Beispiel nicht zum Zahnarzt gehen muss. Ein Zahnarztbesuch kann gut oder schlecht oder beides oder keines von beiden sein. Der Zahnarztbesuch kann einem auch völlig egal sein. Wie kann ein Zahnarztbesuch gut und schlecht zugleich sein? Schlecht kann er sein, weil der

Zahnarzt mir vielleicht Schmerzen zufügt, gut kann er sein, weil ich mich vielleicht in den Zahnarzt verliebt habe und ihn so ganz aus der Nähe beim Bohren beobachten kann.

 Merksätze

Bewertungen sind zutiefst subjektive Einstufungen auf einer gedachten Skala.

Ob eine Demenz schwer oder leicht ist, entscheidet man im Idealfall selbst.

Eine Demenz wird gewöhnlich anhand ihrer »Schwere« bewertet. So wird etwa beim Mini-Mental-Status[66] zwischen einer leichten, mittelschweren und schweren Demenz differenziert. Wie wir hier merken, wird die Bewertung mit der Diagnose gleich mitgeliefert, sie ist sozusagen im Preis inbegriffen. Aber wie passt das mit dem Merksatz zusammen, dass Bewertungen subjektive Einstufungen sind? Wie kann dann eine Demenz »an sich« schwer sein? Ich kann es selber so empfinden und dann sagen: »Ich habe eine Demenz vom Alzheimer-Typ, und sie ist für mich sehr schwer.«

 Merksatz

Es gibt keine Waage, mit der man eine Demenz wiegen kann.

Problematisch wird es, wenn der Begriff Demenz vorab mit einer Bewertung ausgestattet wird und man so tut, als wäre diese Bewertung die einzig wahre und richtige. Zudem ist es zumindest seltsam, dass die Bewertung nur aufgrund dieses einen Gegensatzpaares (schwer – leicht) erfolgt, so als ob die psychologische Forschung nicht eine weitaus differenziertere Bewertung von Begriffen ermöglichte.[67]

Verhaltensweisen sind nicht an und für sich fröhlich oder trist, gut oder schlecht, schwer oder leicht. Wie man seine Verhaltensweisen bewertet, liegt immer noch in der eigenen Hand. Und wenn man schon einen »Stempel«, nämlich »dement«, verpasst bekommt, dann sollte man zumindest noch selbst entscheiden können, wie man diesen Stempel bewertet.

 Denk- und Schreibaufgabe

Bewerten Sie bitte die »Demenz« anhand der folgenden Gegensatzpaare. Machen Sie **spontan** und ohne viel zu überlegen dort das Kreuz, wo Sie eher hintendieren.

Sie können auch selbst Gegensatzpaare einfügen. Wenn Sie das Buch durchgearbeitet haben, dann kehren Sie bitte noch einmal hierher zurück und bewerten Sie den Begriff erneut.

Die Unterschiede haben – so bleibt zu hoffen – ein wenig mit dem 5-Schritte-Programm zu tun und Ihren persönlichen Neubewertungen.

Demenz

	+++	++	+	o	+	++	+++	
schwer								leicht
schlecht								gut
dunkel								hell
schwach								stark
ernst								heiter
beunruhigend								beruhigend
trist								fröhlich
kalt								warm
fremdartig								vertraut
tief								hoch
unten								oben

Nach dem Lesen und Bearbeiten dieses Buches:

Demenz

	+++	++	+	O	+	++	+++	
schwer								leicht
schlecht								gut
dunkel								hell
schwach								stark
ernst								heiter
beunruhigend								beruhigend
trist								fröhlich
kalt								warm
fremdartig								vertraut
tief								hoch
unten								oben

Im Falle einer Demenz (egal welcher Form) spricht man mit zunehmender Verschlechterung des Zustandes (Bewertung: schlecht) von einer schweren Demenz (Bewertung: schwer). Die Diagnose beinhaltet somit zugleich eine Bewertung, und diese Bewertung wird auch häufig von den betroffenen Menschen und den Angehörigen und Pflegepersonen geteilt. Es handelt sich um einen »schlechten«, einen »schweren« Zustand.

Damit nehme ich auch die von so einem Zustand betroffene Person als »schweren« Fall wahr und werde einige Mühen haben, ihr mit Leichtigkeit, vielleicht sogar mit Humor zu begegnen. Die Arbeit in Altenpflegeeinrichtungen wird – wen wundert es – häufig als sehr belastend beschrieben, wobei hier interessanterweise gerade die Tatsache, dass die betreuten Menschen »länger da sind« als etwa im Spitalskontext und sie dadurch »eine Beziehung zu den Pflegepersonen aufbauen«, als belastend erlebt wird.[68]

Man sollte jedoch nicht vergessen zu erwähnen, dass sich Bewertungen auch gerne ändern und Menschen selbst die Möglichkeit haben sollten, ihren Zustand zu bewerten – und dies in besonderem Maße, wenn es sich um Beeinträchtigungen des

»Verstandes« handelt, in den bekanntlich niemand direkten Einblick hat.

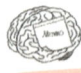 **Merksatz**

Man sollte selbst die Möglichkeit haben, seinen Zustand zu bewerten, anstatt die Bewertung mit einer Diagnose gleich mitgeliefert zu bekommen.

Beschreibungen schließlich sind jene schriftlich festgehaltenen Symptome, die man an sich beobachtet und dem Facharzt schildert. Dieser hat sich die Selbsteinschätzung angehört, in Stichworten notiert und zusätzlich noch einige Tests durchgeführt (etwa ein Demenz-Screening, Blutabnahmen etc.) und auch diese Ergebnisse schriftlich notiert.

Und hier liegen sie nun schwarz auf weiß vor: die Beschreibungen von Symptomen – Zeichen, die sich auf dem Papier befinden. Um etwas beschreiben zu können, braucht es eine Grundlage der Beschreibung. Die Grundlage dieser Beschreibungen sind Selbst- und Fremdbeobachtungen sowie objektive Parameter wie zum Beispiel Laborbefunde oder Aufnahmen des Gehirns. Aber auch diese müssen von einem Arzt erkannt und interpretiert werden.

Beschreibungen können sich auch »nur« im mündlichen Raum bewegen, etwa, wenn jemand nach einer Wegbeschreibung fragt. Man könnte hier aber genauso gut von einer »Erklärung« sprechen. Die Erklärung erfolgt beispielsweise so:

»Biegen Sie zuerst links ab, überqueren Sie dann den Zebrastreifen, dann gehen Sie durch die Passage und danach rechts die Straße entlang – das Caféhaus ›Geistreich‹ befindet sich auf der rechten Seite.«

Ein Erklärungsprinzip[69] ist demnach die Verknüpfung mehrerer Beschreibungen. Im Falle der Demenz gibt es eine Reihe von Beschreibungen und sobald diese Beschreibungen miteinander verknüpft werden, kommt als Erklärungsprinzip der Begriff »Demenz« heraus – ein Sammelbegriff für eine ze Reihe von Beobachtungen und Beschreibungen. Das Wort »Demenz« bezeichnet also für sich gar nichts, denn es ist ein Kunstwort, das nur eine Menge von Beobachtungen zusammenfasst. Je nach Beginn, Verlauf, physiologischen Parametern, Art der Beeinträchtigungen etc. wird dann zwischen verschiedenen Demenzen differenziert.

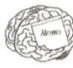

Merksatz

Der Begriff »Demenz« ist ein Kunstwort, das in der Realität keine Entsprechung hat.

Dennoch wäre ohne den Begriff »Demenz« gar keine »Demenz« existent. Wir benötigen dieses Wort, um zu wissen, worüber wir sprechen. Der Begriff ist von dem komplexen Sachverhalt, der damit umschrieben wird, nicht zu trennen. Wir könnten all die Beobachtungen und Beschreibungen auch durch die Begriffe »Dornröschens seltsames Verhalten« zusammenfassen – aber das klingt nicht sehr wissenschaftlich und passt auch nur schlecht zu männlichen Betroffenen. Und wie steht es um die Vergesslichkeit, die Desorientierung, die Aufmerksamkeit? Bezeichnet das Wort »Vergesslichkeit« die »Vergesslichkeit«, das Wort »Desorientierung« die »Desorientierung«? Kann man diese »Zettel« auf etwas anbringen, so wie man ein Marmeladeglas mit einem Etikett beschriftet? Und wo im Körper sollte sich diese »Vergesslichkeit« nun wieder befinden, wenn sich schon für die Demenz vom Alzheimer-Typ kein eindeutiger Ort finden lässt, vielmehr multiple Hirnveränderungen, die auch bei Menschen vorhanden sein können, die keinerlei Symptome zeigen? Halten wir daher einmal folgenden Zusammenhang fest:

Jemand sagt: »Ich bin vergesslich!«

Der Arzt notiert: »Gedächtnis?«

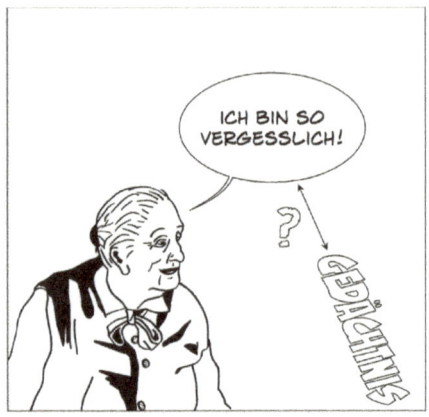

Abb. 13: Selbst- und Fremdbeschreibung »vergesslich«

Daraus entsteht folgende Frage: Wo gehört das Wort »Gedächt-nis«, das der Arzt auf seinen Zettel geschrieben hat, nun hin? Was genau meint er damit festzuhalten?

Wir bringen hier eine Selbstbeschreibung, die gesprochen wird oder auf einem Zettel geschrieben steht, mit einem Zettel des Arztes, einer Fremdbeschreibung, zur Deckung. Die beiden passen zusammen. Oder auch nicht? Es scheint ganz einfach und klar zu sein. Sie sagen, Sie sind vergesslich, und der Arzt notiert das Wort »Gedächtnis« auf ein Blatt Papier.

Der Zusammenhang zwischen diesen »Zeichen« scheint auf den ersten Blick eindeutig. Doch ist dies tatsächlich so zweifels-frei der Fall? Wie könnte diese Zeichnung, wenn man es etwas genauer analysiert, noch aussehen?

Sie *sprechen* mit dem Arzt. Sie sagen, dass Sie bei sich sel-ber eine gewisse »Vergesslichkeit« beobachtet haben. Sprechen bedeutet jedoch nicht, dass Sie dem Arzt einen Zettel mit der Aufschrift »vergesslich« in die Hand drücken und dieser ihn zu seinen Unterlagen legt. Sprechen bedeutet, Schallwellen zu produzieren, die durch geschickte Atemtechniken, Muskel-bewegungen, Zungenstellungen etc. zustande kommen. Sie produzieren zunächst einmal einen Sound und keine Zeichen.

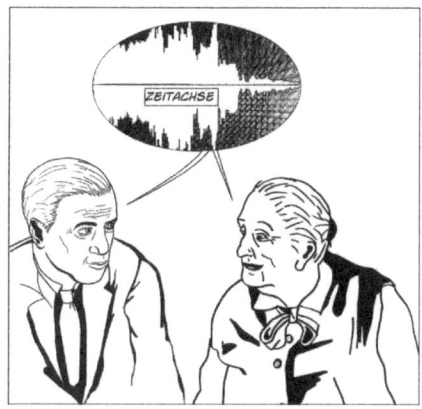

Abb. 14: Zeichen, die »übertragen« werden?

Dies ist ein sehr bedeutender Unterschied, mit weitreichenden Konsequenzen. Es werden also keine Zeichen gesprochen! Was gesprochen wird, ist daher auch nicht als Zeichen zu beschreiben, das »auf die Welt gehängt« oder »an einem Objekt montiert« werden kann.[70]

Dieser Sound erscheint Ihnen sinnvoll, er ergibt für Sie gerade einen Sinn. Der Arzt, der hoffentlich in der Lage ist, Ihnen zuzuhören, nimmt diese Schallwellen auf und analysiert sie. Dies ist an sich schon ein sehr komplexer Vorgang, denn die Schallwellen müssen von zumindest einem Ohr eingefangen und dann in die »Sprache des Gehirns« übersetzt werden. Das bedeutet, der Arzt hat gelernt, diese Schallwellen selbst mit Sinn zu versehen. Dieser Sinn, diese Bedeutung ist abhängig davon, welche Sinneseindrücke noch »dazu« kommen. Er sieht eine alte Frau in einem Sessel sitzen, sieht, wie sie angezogen ist (ordentlich oder eher unordentlich), nimmt die Sprachmelodie wahr und hat vielleicht mit der jeweiligen Patientin schon so »seine Erfahrungen« gemacht. Vielleicht es ist eine Dame, die öfter kommt und immer glaubt, sie hat etwas Gravierendes. Vielleicht ist es aber auch eine Dame, die gewöhnlich nicht viel redet. All diese Vorerfahrungen und Wahrnehmungen fließen mit ein, wenn der Arzt die Patientin zu verstehen versucht.

Und wenn er dann auf einen Zettel »Gedächtnis« schreibt, so passiert ein weiterer, sehr komplexer Vorgang: Das Gehörte muss in Zeichen verwandelt werden, es muss vom Gehirn in die Hand übertragen werden, die Zeichen auf dem Papier formt oder Buchstaben auf einer Tastatur antippt. Der Gedanke muss richtiggehend in Zeichen *übersetzt* werden. Das heißt aber auch, dass die eigentliche Beschreibung des Arztes – egal welche –, also das, was letztendlich auf dem Blatt Papier steht, so nie gesagt wurde.

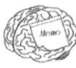 **Merksatz**

Gesagt wurde eine Schallwelle, die sich im Moment des Sprechens bereits wieder aufgelöst hat.

Wo genau gehört die Beschreibung »Gedächtnis« nun hin? Sie passt ja nicht mehr zu Ihrer Äußerung, die sich bereits verflüchtigt hat. Sie steht aber sehr wohl auf dem Zettel des Arztes, und dieser Schriftzug und Zettel wirkt nicht so, als würde er sich im nächsten Moment in Luft auflösen. Sie oder betreuende Personen, die Sie zum Arzt begleiten, haben »etwas« erwähnt, das sodann als Grundlage einer Beschreibung dient, die jedoch nicht auf Ihre Person geklebt werden kann, selbst wenn sich der Arzt noch so sehr bemüht.

 Merksatz

Eine schriftliche Beschreibung kann nicht auf einer Person montiert werden, denn niemand wird einen »Ort« finden, wo die Beschreibung richtig »sitzt«.

Man kann sich selbst als verwirrt, vergesslich, kreativ oder was auch immer bezeichnen, dennoch wird man keinen »korrekten« Platz für diese Beschreibungen finden. Wenn man sich selbst beschreiben und eine Liste an Eigenschaftsworten zusammenstellen soll, die einen selbst charakterisieren, so wird man doch keinen »Ort« finden, wo man diese Beschreibungen erfolgreich anbringen kann. Gehören sie zu einem Teil des Gehirns? Oder gehören sie zum linken Bein? Oder sind es eher Gedanken, die eine Person betreffen, die sich aber auch jederzeit ändern können? Es könnten aber auch Umschreibungen für Verhaltensweisen sein und damit bereits eine Auswahl an Beobachtetem widerspiegeln – eine selektive Auswahl an Aspekten, aus einer bestimmten Perspektive. Lassen Sie sich von jemand anderem umschreiben, werden Sie vermutlich eine ganz andere Liste an Eigenschaftsworten erhalten.

Es ist ein wenig wie bei einem Horoskop. Irgendwie passen die Beschreibungen der jeweiligen Sternzeichen doch immer auch in gewisser Weise zu dem konkreten Menschen. Und wenn ich *nicht* an die Kraft von Sterndeutungen glaube, dann werde ich mich wohl absichtlich völlig anders beschreiben, als es das Horoskop erlaubt. Es gibt keine objektive Instanz, mit der subjektive Beschreibungen abgeglichen werden können.

Sie verlassen nun die Arztpraxis, und zurück bleiben *Beschreibungen* Ihrer Person. Und letztendlich, dies ist nun ein etwas unangenehmer Aspekt, werden Sie mit etwas Pech sogar auf diese Beschreibungen reduziert werden – der Art, dass der Begriff »Demenz« (und unter Umständen noch einige weitere Diagnosen) an die Stelle Ihrer Person gesetzt wird (siehe Abb. 15).

Wenn es ganz schlimm kommt, wird man irgendwann gar nicht mehr von Rosi sprechen, sondern von »der Demenz«. Das heißt mit anderen Worten: Sie, als Person, verschwimmen hinter der verschriftlichten Diagnose. Sie – als Person – werden durch eine Beschreibung ersetzt. Das hat doch jeder schon

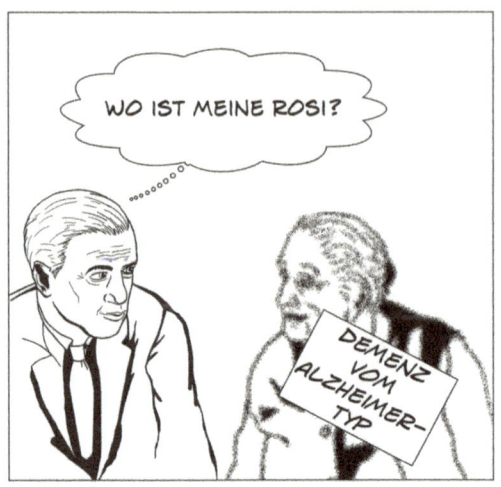

Abb. 15: Rosi beim Verlust Ihres »Personseins«

einmal erlebt, dem in einem Krankenhaus der Blinddarm entfernt werden musste. Da kommt dann ein »Wurm« in den Operationssaal gefahren.[71] Wenn einem die Nase operiert wird, kommt eine »Nase« und wenn man ein Kind bekommt, ist es mitunter auch »ein Kaiserschnitt« oder »eine Querlage«.

Und wenn es schon alltägliche Praxis ist, Menschen durch Beschreibungen zu ersetzen, so ist es gerade im Falle einer Demenz besonders prekär. Denn wenn man sich nur einen »Wurm« entfernen lässt, kann man danach als Person auf sich aufmerksam machen (»Der Wurm muckt auf.«). Wenn man aber die Diagnose »Demenz vom Alzheimer-Typ« bekommt, ist man dazu irgendwann unter Umständen nicht mehr in der Lage. Man sollte also etwas dagegen unternehmen, dass man als Person auf eine Beschreibung reduziert wird.

Der Körper befindet sich im ständigen Wandel, das Gehirn modifiziert sich in jedem Augenblick. Niemals kann ein beschriebenes Stück Papier diesem Wandel gerecht werden. Man sollte sich nicht auf ein Wort (»dement«) oder einzelne Symptome (»zeitlich desorientiert«, »verwirrt« etc.) oder Untersuchungsergebnisse reduzieren lassen. Denn wenn man das tut, läuft man Gefahr, nur noch als »dement« wahrgenommen zu werden.

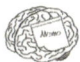 **Merksätze**

Der Körper verändert sich permanent, das Gehirn modifiziert sich in jedem Augenblick.

Niemals kann ein beschriebenes Stück Papier diesem Wandel gerecht werden.

Und es ist für Menschen mit Demenz auch nicht förderlich, wenn sie behandelt und etikettiert werden, als wären sie Marmeladengläser, die man in der Küche herumschieben kann.

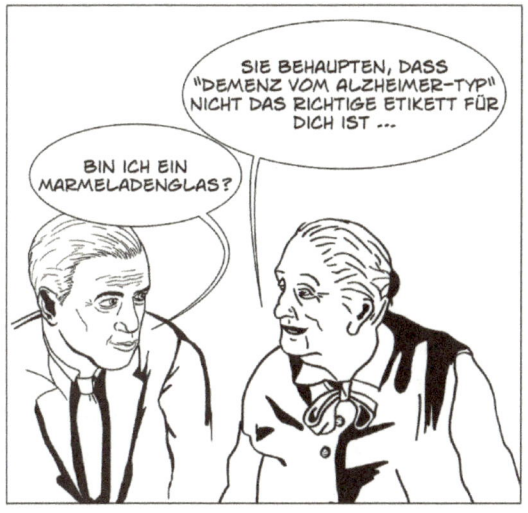

Abb. 16: Wie man zu einem Marmeladenglas werden kann

Aber Angehörige oder vielleicht auch man selbst könnten meinen, dass die Demenz nicht nur auf einem Blatt Papier existiert, sondern sehr wohl »im Gehirn« eines betroffenen Menschen. Angehörige könnten jetzt sagen: »Das ist alles nett und schön und auch sehr intellektuell – aber mein Vater ist nicht mehr, wie er früher einmal war, und er weiß auch nichts mehr von dem, was er früher alles wusste. Die Demenz hat ihm alles genommen. Und Sie wollen mir nun sagen, dass die Demenz nur ein beschriebenes Stück Papier ist? Was ist dann aber mit dem Vater los? Er wird immer mehr zum Säugling, wir müssen uns ständig um ihn kümmern. Die ganze Familie ist dadurch extrem belastet. Und Sie wollen mir hier erklären, dass das Gehirn sich permanent verändert? Das mag zwar grundsätzlich stimmen – doch meinem Vater und unserer Familie hilft das nicht. Papa wird zum Baby.«

Wenn das wirklich der Fall sein sollte, dann müssen wir zu Schritt Nr. 4 übergehen. Denn im Zuge einer Demenz hat man die einzigartige Möglichkeit, sich in einen Säugling zu verwandeln! Diese Möglichkeit hat man sonst im Leben praktisch nie!

Wiederholung der Merksätze von Schritt 3

- Wenn man eine Demenzdiagnose hat, kann man sich so richtig dement verhalten und braucht sich nicht mehr davor zu fürchten, nur scheindement zu sein.
- Kognitive Funktionen (Denken, Merken, Problemlösen etc.) entfalten sich in einem sozialen Netz (einer Um- und Mitwelt) und lassen sich daher auch nicht einzig und alleine im Gehirn lokalisieren.
- Das Gehirn ist ein Konstrukt – insofern, als wir Menschen es aus dem Gesamtorganismus, der stets in eine Um- und Mitwelt eingebettet ist, »seziert« haben.
- Was wir »Gedächtnis« nennen, zeigt sich in der Interaktion mit sich selbst sowie mit einer Um- und Mitwelt. Es ist jedoch nicht isoliert von diesen kommunikativen Interaktionen zu »finden«, und man kann es auch nicht auslagern wie eine Kiste.
- Je aktiver man selbst ist und je interaktiver man kommuniziert, desto größer ist das vorhandene Netzwerk – nicht nur »im« Gehirn, sondern auch »außerhalb« des Gehirns.

- Und je besser das Gehirn und der daran hängende Mensch vernetzt und gekoppelt sind, je größer das Netz ist, desto mehr Reserven stehen zur Verfügung, um Ausfälle zu kompensieren.
- Mit einer Diagnose wie »Demenz« kann die gesamte Palette im Verhalten eines Menschen mit nur einem Wort erklärt werden – das kann auch, gerade von Angehörigen, als sehr wohltuend erlebt werden.
- »Beeinträchtigungen« existieren nicht »absolut« – sie sind immer relativ zu dem Menschen und seinen gelebten Erfahrungen zu sehen.
- Wenn Sie nur dort hinschauen, wo Sie sehen, was Sie plötzlich alles nicht mehr können, werden Sie auch nichts anderes sehen.
- Wo Sie hinschauen, bleibt Ihnen selbst überlassen.
- Bewertungen sind zutiefst subjektive Einstufungen auf einer gedachten Skala.
- Ob eine Demenz schwer oder leicht ist, entscheidet man im Idealfall selbst.
- Es gibt keine Waage, mit der man eine Demenz wiegen kann.
- Man sollte selbst die Möglichkeit haben, seinen Zustand zu bewerten, anstatt die Bewertung mit einer Diagnose gleich mitgeliefert zu bekommen.
- Der Begriff »Demenz« ist ein Kunstwort, das in der Realität keine Entsprechung hat.
- Gesagt wurde eine Schallwelle, die sich im Moment des Sprechens bereits wieder aufgelöst hat.
- Eine schriftliche Beschreibung kann nicht auf einer Person montiert werden, denn niemand wird einen »Ort« finden, wo die Beschreibung richtig »sitzt«.
- Der Körper verändert sich permanent, das Gehirn modifiziert sich in jedem Augenblick.
- Niemals kann ein beschriebenes Stück Papier diesem Wandel gerecht werden.

Schritt Nr. 4:
Sich nicht in einen Säugling verwandeln

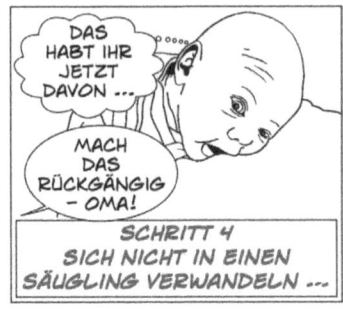

Abb. 17: Der vierte Schritt

»Personsein« und die »Säuglingsmetapher«

Wenn man meint, dass eine Demenzdiagnose zu einer Person dazugehört – so, wie Kopfläuse unter Umständen zu manchen Haaren gehören –, dann befindet man sich auf dem besten Weg dazu, eine Diagnose an die Stelle einer Person zu setzen. Und je mehr die Demenz voranschreitet, desto gefährlicher wird diese Denkweise. Denn die betroffene Person kann sich immer weniger dagegen wehren, sie kann sich nicht mehr selbst helfen und muss diese Behandlung über sich ergehen lassen.

So gilt es beispielsweise als größtes Tabu im Pflegekontext, Menschen, die selbst nicht mehr essen können, zu »füttern«. Dieser Begriff darf nicht gebraucht werden. Korrekt heißt es, dass Nahrung »angereicht« oder »eingegeben« wird.[72] Dennoch hat sich die Säuglingsmetapher in die Gehirne der Menschen eingeschlichen[73], die alte Menschen mit Demenz betreuen. Man darf es nicht laut sagen, aber es entspricht oft der gängigen Pflegepraxis und wird unter Umständen sogar direkt formuliert.[74]

Diese Metapher des »alten Menschen mit Demenz als Säugling« haben nicht die Pflegepersonen »erfunden« – sie findet sich vielmehr in der Fachliteratur ziemlich »unverblümt«, indem etwa ganz offen von einer »Rückentwicklung« des alten Menschen mit Demenz geschrieben wird.

 Zu den Reisberg-Skalen und zur Retrogenese

Barry Reisberg hat die sog. Reisberg-Skalen[75] entwickelt. Reisberg differenziert grob zwischen drei klinischen Phasen einer Demenz (leicht, mittel, schwer), die mittels der Global Deterioration Scale (GDS)[76] in 7 Stadien unterteilt werden können. Mittels der GDS und der Brief Cognitive Rating Scale (BCRS)[77] kann man Demenzen nach dem Schweregrad einstufen. Mittels des Functional Assessment Staging (FAST)[78] können Menschen mit Demenz hinsichtlich der vorhandenen Alltagskompetenzen und ihrer Fähigkeiten zur selbstständigen Versorgung (Einschätzung der Pflegebedürftigkeit) beurteilt werden, wobei die einzelnen FAST-Stadien (1–7; Stadium 6 und 7 sind wiederum unterteilt in 6a bis 6e sowie 7a bis 7f) als Kriterium den Zeitpunkt heranziehen, zu dem gesunde Menschen in ihrer Entwicklung einzelne Fähigkeiten erwerben.[79]

Je »schwerer« eine neurokognitive Störung ist, desto abhängiger wird die Person von anderen Menschen, und diese »schwere Abhängigkeit« kann man wiederum in Phasen unterteilen. Aber ist Abhängigkeit gleichbedeutend mit einer »Rückentwicklung«? Hat dieser Vergleich Folgen? Wird hier eine Metapher (»Säuglingsmetapher«) benutzt, die dem Menschen mit Demenz möglicherweise nicht gerecht wird?

Ist somit das Reisberg-Modell der Retrogenese[80] (= Rückentwicklung) nicht in gewisser Weise auch kontraproduktiv? Denn wenn auch der Vergleich nicht direkt gezogen wird und lediglich Fähigkeiten beurteilt und verglichen werden, die man in einem bestimmten Entwicklungsstadium als Kind beherrschen sollte, so wird doch direkt ein Vergleich zwischen Fähigkeiten von Menschen mit Demenz und Fähigkeiten von Säuglingen, Kleinkindern und Kindern hergestellt. Dieser Vergleich erzeugt beim Vergleichenden ein Bild, benutzt eine Metapher (alter, »zurückentwickelter« Mensch), und dieses »Sprachbild« verändert etwas in der Art und Weise, wie Menschen wahrgenommen werden.[81]

Svenja Sachweh benennt in ihrem Buch »Schätzle hinsitze!« vor allem zwei Ursachen für die Infantilisierung alter Menschen im Pflegekontext:

»Erstens haben die Pflegenden die BewohnerInnen in den seltensten Fällen als selbstständige, kompetente Erwachsene erlebt. Für sie liegt eine (unbewusste) Assoziation zwischen Kleinkindern und hilfebedürftigen alten Menschen nahe. Zweitens aber findet sich auch häufig die (bewusste) und durchaus wohlmeinende Überzeugung, die BewohnerInnen würden diese Behandlung brauchen und mögen.«[82]

Und nicht selten sprechen Pflegepersonen ganz offen über genau diese Art der Wahrnehmung alter Menschen mit Demenz. Hier nur eines von vielen Beispielen aus der Literatur:

»FP (examinierte Pflegefachperson): Ja, ja ganz stark Bestätigung und gerade bei Dementen, die brauchen mehr Beschäftigung, ja, mehr Zuwendung, mehr Begleitung. Person ja. Ich sag immer, das sind unsere kleinen Kinder, ja.«[83]

Wer sagt denn, dass selbst Menschen mit einer fortgeschrittenen Demenz nicht vielleicht weit mehr von der Welt verstehen, als wir außenstehende Beobachter erfassen können? Wer sagt, dass es sich überhaupt um eine »Rückentwicklung« handelt?[84]

Was heißt es aber eigentlich genau, eine Person zu sein? Wie wird man eine Person und wie kann man sich als »Person« im Zuge einer Erkrankung »verlieren«? Was macht einen Menschen zu einer Person, und wie kann man der Rückentwicklung zum Säugling erfolgreich entgegenwirken? Kommt man schon als »Person« auf die Welt? Sind Säuglinge »Personen« oder doch eher Automaten?

Wir steigen in ein Spiel ein, das von klein auf gespielt wird, nur interessanterweise sagt man zu einem Neugeborenen nicht »Person«. Das ist doch recht bemerkenswert – als wäre der Begriff »Person« an ein bestimmtes Alter oder auch eine bestimmte Entwicklungsstufe gekoppelt. Oder haben Sie schon einmal eine Mutter oder einen Vater sagen gehört: »Geh, Schatz, schau doch einmal nach der Person im Gitterbett. Schläft sie noch?« Da liegt eine »Person« im Gitterbett? Da liegt eine »Person« auf dem Wickeltisch? Da wartet eine »Person« darauf, gestillt zu werden?

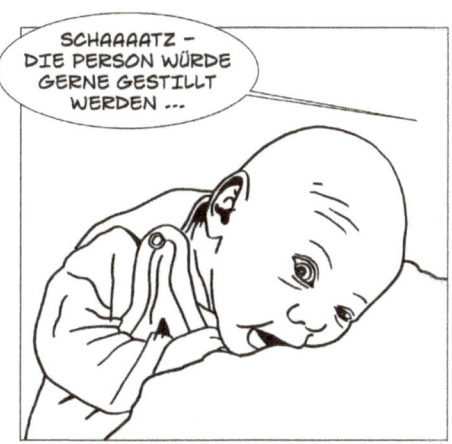

Abb. 18: Ein Säugling als »Person«?

Das sind Sätze, die im Umgang mit Babys oder Kleinkindern nicht fallen. Ist das »Personsein« somit an ein bestimmtes Alter gekoppelt, muss man dafür den Führerschein besitzen oder ein Studium absolviert haben? Babys jedenfalls werden im alltäglichen Sprachgebrauch nicht als »Personen« wahrgenommen, wenngleich sie natürlich »Personen« sind und keine Automaten. Aber es ist doch interessant, dass man zu einem Baby nicht

»Person« sagt. Dass dieses Sprachspiel[85] hier nicht gespielt wird.

 Zum Personsein

Tom Kitwood, ein Psychogerontologe, der sich in Forschungsprogrammen für einen personenbezogenen Zugang zu Menschen mit demenziellen Erscheinungsbildern eingesetzt hat, definiert Personsein wie folgt:

»In der Sozialpsychologie wurde der Terminus ›Personsein‹ auf recht flexible und vielfältige Art verwandt. Seine primären Assoziationen liegen in der Selbstachtung und ihrer Grundlage, in dem Platz, den ein Individuum in einer sozialen Gruppe einnimmt, in der Wahrnehmung gegebener Rollen sowie in der Integrität, Kontinuität und Stabilität des Selbstgefühls. (...) So gelangen wir schließlich zu einer Definition von Personsein, wie ich sie als Begriff in diesem Buch verwenden werde. Es ist ein Stand oder Status, der dem einzelnen Menschen im Kontext von Beziehung und sozialem Sein von anderen verliehen wird. Er impliziert Anerkennung, Respekt und Vertrauen. Ob jemandem Personsein zuerkannt wird oder nicht: Beides hat empirisch überprüfbare Folgen.«[86]

Und Christian Müller-Hergl schreibt:

»So wie Personsein sich aus Bindung entwickelt, so kann in dieser Lebensphase Personsein nur durch andere gehalten werden im Sinne eines Hilfs-Ichs.«[87]

Man kommt offensichtlich nicht als »Person« auf die Welt, sondern wird von anderen Menschen zu einer »Person« gemacht. Man bekommt das Personsein zuerkannt.

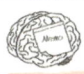 **Merksatz**

Man bekommt das Personsein zunächst von anderen verliehen – wie einen Orden.

Dies ist ein im Grunde genommen entsetzliches Szenario. Man ist von anderen abhängig, will man jemals eine Person werden. Und wenn man nun aber wie ein Säugling behandelt wird, weil man sich nicht mehr artikulieren kann, wirres Zeug redet, seinen Namen nicht mehr kennt, eine Einlage (nicht »Windel«!) benötigt und auch nicht mehr so gut schlucken kann? Sind wir dann nicht genau bei jener Horrorvision des Altwerdens, vor der jedem Menschen graut? Eine Rückentwicklung zum Säugling? Hilflos, abhängig, sprechunfähig, seiner Persönlichkeit beraubt? Ist dies nicht genau jenes weitverbreitete Bild der Demenz, das für die Stigmatisierung Erkrankter maßgeblich verantwortlich ist?

Wieder abhängig von anderen sein? Nicht selbst entscheiden können, wo man hingeht? Nicht selbst kontrollieren können, wann man auf die Toilette muss? Schluckstörungen haben, die das Trinken von einfacher Flüssigkeit erschweren? Nicht verstehen, was rund um einen passiert, weil vielleicht alles zu schnell und zu durcheinander abläuft? Dann irgendwann auch nicht mehr »wollen«, weil man merkt, wie die anderen »zurückweichen«, nicht mehr wissen, wie sie mit einem umgehen sollen. Unsicherheit auf beiden Seiten.

Wie also könnte man es auch anders betrachten? Und welche Handlungsalternativen könnten sich aus einer veränderten Sichtweise ergeben? Lässt sich dieses Abdriften in einen Zustand vollkommener Hilflosigkeit vielleicht sogar verhindern, durch gezieltes Training gar aufhalten? Inwieweit sind die kognitiven Fähigkeiten bei Menschen mit Alzheimer in fortgeschrittenen Stadien überhaupt genau erforscht? Oder gehen wir einfach davon aus, dass Menschen ab einem bestimmten Schweregrad der

Demenz ohnehin nicht mehr viel verstehen, untersuchen ihre kognitiven Kapazitäten daher nicht näher und behandeln sie – mehr unbewusst als bewusst – wie Säuglinge?

Da gibt es nur eine Frage zu klären: Was kann man aktiv tun, um wirklich wie ein Säugling behandelt zu werden? Hatten Sie selbst schon einmal den Gedanken, dass Sie sich zu einem Kind oder Säugling »zurückentwickeln« könnten, falls Sie jemals eine Demenz bekommen sollten? Was macht dieser Gedanke mit Ihnen? Haben Sie schon einmal mit Bekannten oder Verwandten über diesen Gedanken gesprochen? Ist Ihnen dieser Gedanke vollkommen neu und fremd oder durchaus mit Gedanken an Menschen mit Demenz verknüpft? Wenn Sie selbst Erfahrungen im Altenpflegesektor gesammelt haben, dann wird Ihnen dieses Konzept wahrscheinlich vertraut sein. Sind Sie gerade auf dem besten Weg zum Kleinkind? Ist es das, was Ihnen Angst macht, wenn Sie das Wort »Alzheimer« hören? Und falls es das ist – wie kann man diesen Ängsten erfolgreich begegnen?

Denk- und Schreibaufgabe

Wie geht es Ihnen, wenn Sie daran denken, dass Sie sich, sollten Sie jemals eine Demenz (vom Alzheimer-Typ) diagnostiziert bekommen, zum Kleinkind und noch schlimmer – zum Säugling – zurückzuentwickeln scheinen? Ist das für Sie eine passende Metapher?

Was an Ihnen erinnert Sie **nicht** an ein Kind oder an einen Säugling? Fangen Sie bei Ihren Füßen an und arbeiten Sie sich bis zum Kopf durch.

Können Sie bitte einmal so weinen wie ein Säugling! Das wäre angesichts dieser Metapher nämlich durchaus angesagt.

Können Sie – schon etwas für fortgeschrittene Säuglinge –
ein wenig durch den Raum krabbeln?

Achten Sie dabei auf eine gute Entspannung im unteren
Rücken!

Wie können Sie noch abhängiger von anderen Menschen
werden, als Sie es augenblicklich vielleicht schon sind? Was
können Sie hier aktiv beitragen?

Säuglinge sind ja sehr schnuckelig und niedlich. Viele Kranken-
schwestern wollen »Kinderkrankenschwestern« werden. Wie
merkwürdig, dass der Job in einem Pflegeheim auf einer Demenzstation nicht ganz so beliebt ist. Vielleicht, weil Menschen
mit Demenz zwar liebesbedürftig sind, aber andererseits auch
ziemlich erwachsen, was die körperlichen und seelischen Bedürfnisse anbelangt. Der Vergleich zwischen den Fähigkeiten
von Menschen mit Demenz und jenen von Kindern stinkt doch
in Wirklichkeit gehörig zum Himmel.

Die Säuglingsmetapher ist auch deshalb sehr kritisch zu
betrachten, weil Babys die Welt erst in Interaktion mit ihrer
Umwelt erfahren müssen, die Konzepte müssen sich erst ausbil-
den. Aber ein erwachsener Mensch hat bereits viele Jahrzehnte
durchlebt. Wie also sollte man sich als erwachsener Mensch jemals wieder einem »Säuglingszustand« annähern? Dazu müsste das gesamte verkörperte Wissen verloren gehen. Und dazu
müssten sich nicht nur die Zehen wieder verkleinern. Das ist
aber ein Ding der Unmöglichkeit. Der Körper ist erwachsen,
hat sein ganzes Leben lang in Interaktion mit einer Um- und
Mitwelt Erfahrungen gesammelt, und all diese Erfahrungen
sollen nun, mit einem Schlag, verschwunden sein? Ist es denn
bewiesen, dass dies bei Demenzerkrankungen wirklich der Fall
ist?

So sind zum Beispiel die immer wieder vorkommenden »luziden Momente«[88], in denen für einen kurzen Moment der »Schleier der Demenz« verschwindet und der Mensch »dahinter« völlig klar und wieder wie »der Alte« erscheint, nicht geklärt. Wie ist das möglich, wenn doch angeblich alle Fähigkeiten zurückentwickelt sind? Oder haben wir die Demenz einfach noch nicht richtig verstanden, um auch solche »luziden Momente« erklären zu können?

 Zu »luziden Momenten«

Dieses Phänomen der plötzlichen »luziden Momente« bei ansonsten vollkommen desorientierten Menschen mit Demenz deckt sich zum Teil mit Kitwoods Beschreibungen des Rementierens.[89] Es gibt einige Demenzgesellschaften, die dieses interessante Phänomen untersuchen.[90] Hier ein exemplarisches Beispiel aus der Literatur:

»Frau N. hat sich im Zuge ihrer Demenzerkrankung immer mehr zurückgezogen. Sie vereinsamt und dämmert zunehmend unbeteiligt vor sich hin. ( ) Wir öffnen das Döschen mit den Vanillestücken. Sie riecht es und atmet schneller. Ihr Blick wird offener, sie schaut uns an. ›Vanille, das ist ja Vanille‹, sagt sie, ›Oh, der Vanillepudding!‹

Und sie beginnt zu erzählen: ›Arm waren wir, arm wie die Kirchenmäuse, sagt man. Pudding gab es nur zum Geburtstag oder zu Weihnachten oder zu Ostern. Immer nur an Festtagen, da freuten wir uns schon lange darauf, lange vorher. Wenn die Mutter den kochte, dann roch es nach Vanille, die ganze Wohnung war voll davon …‹ Und sie erzählt mehr aus ihrer Kindheit, von ihrer Mutter, von dem, was schön war, und dem, worunter sie litt.«[91]

Die Erinnerungen sind, so legen diese und viele ähnliche Erzählungen nahe, nicht »verschwunden«, sie kommen aus den

Tiefen des Leibes hervor, wenn man nur bereit ist, sie kommen zu lassen, und nicht davon ausgeht, dass »nichts« mehr vorhanden ist.

Jedenfalls zeigt sich hier, dass Menschen mit Demenz sehr wohl über erfahrenes und erlebtes Wissen verfügen, sich nur ab einem bestimmten Zeitpunkt kaum mehr artikulieren können eventuell auch nicht wollen.[92]

Der Verlust von »Gedächtnisinhalten« kann somit auch nur ein scheinbarer sein. So wenig Gewissheit wir über die physiologischen Ursachen der Demenz vom Alzheimer-Typ haben, so wenig Gewissheit haben wir, ob etwas und – wenn ja – was genau verloren geht. Wir wissen ja zum gegenwärtigen Zeitpunkt noch nicht einmal, wie ein »Inhalt« nun »genau« und »konkret« gespeichert wird.

Und wenn auch nachweislich das Gehirn durch die Erkrankung in Mitleidenschaft gezogen wird, so bleibt doch der Körper, mit all seinen Bedürfnissen nach Nähe, Zuneigung, Intimität und Autonomie, davon unberührt und erwachsen. Ja, nicht einmal das Gehirn gleicht auch nur in irgendeiner Weise dem eines Neugeborenen.

Wir können also beruhigt feststellen, dass sich niemand im Zuge einer Demenz zu einem Kind »zurückentwickelt« – komme, was wolle, und mag es auch auf den »ersten Blick« manchmal diesen Anschein haben.

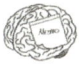 **Merksatz**

Ein Mensch mit einer Demenz wird auch im fortgeschrittenen Stadium der Erkrankung im Idealfall nicht mit einem Säugling verglichen werden.

Wenn man als Baby auf die Welt kommt, Luft atmet und auf die Pflege und Versorgung anderer Menschen angewiesen ist, damit der Körper im Gleichgewicht bleibt, dann ist man vollkommen abhängig. Babys können sich nicht selber mit Nahrung versorgen, sich nicht selber die Windeln wechseln und sich nicht selber Liebe, Wärme und Zuneigung spenden. All das müssen wir im Zuge des Heranwachsens erst mühsam erlernen (auch das »Windelwechseln«). Wir müssen uns richtiggehend als Individuen begreifen lernen – mit Gliedmaßen, Sinnen und einer Grenze zu anderen Individuen. Wenn dies aber einmal geschehen ist – und wir sind ja nun idealerweise erwachsen und keine abhängigen Kinder mehr –, dann kann einem theoretisch niemand die Lebenserfahrungen oder die Fähigkeit »wegnehmen«, sich selbst Mut, Trost und Liebe zu geben. Praktisch allerdings schon.

Man kann nämlich sehr wohl jemanden daran hindern, seinen Körper zu fühlen. Und das vielleicht auch den ganzen Tag lang. Manche Menschen mit Demenz streicheln gerne ihre eigenen Hände oder umfassen mit diesen Händen bestimmte Gegenstände immer und immer wieder. Das mag aus der Außenperspektive befremdlich erscheinen, heißt aber nicht, dass man ein befremdlich erscheinendes Verhalten eines älteren Menschen als »infantil« bezeichnen sollte.

Ein Säugling ist dazu jedenfalls nicht in der Lage, denn er muss seinen eigenen Körper erst kennenlernen, erst ein Körperschema entwickeln, seine eigenen Finger erst entdecken, ja, sogar der Mund will entdeckt werden. Niemals kann jemand, als erwachsener Mensch, mit einem vorhandenen und gut etablierten Körperschema, auch nur ansatzweise wieder so werden wie ein Säugling.

Wenn das Konzept der »Rückentwicklung« einem nun problematisch erscheint, so wäre es gut, die Sorgen und Befürchtungen diesbezüglich klar zu artikulieren und auch zu notieren, wie man gerne behandelt werden möchte, für den Fall, dass man in die missliche Lage gerät, sich nicht mehr sprachlich ausdrücken zu können. Man könnte also rechtzeitig eine Art Liste an Dingen erstellen, die einem bezüglich der eigenen Person – und nicht nur bezüglich des Körpers – sehr wichtig sind und die man gerne berücksichtigt hätte.

Hier kann man bei Sinnlichem anfangen und bei Hobbys aufhören. Man kann an Parfums denken, die man gerne hat, an Kleidung oder Farben, die man mag. Man kann an die sogenannten *einfachen* Dinge des Lebens denken, die einem besonders angenehm sind, und eine Liste erstellen, die zu berücksichtigen ist. Pflegepersonen werden es einem danken, falls man irgendwann doch in einen Zustand kommt, in dem man sich nicht mehr so ausdrücken kann, dass die anderen es sofort verstehen. Auch Videoaufnahmen sind förderlich, die den Pflegepersonen ein lebendiges Bild des kompetenten Erwachsenen vermitteln. Das ist in Zeiten der smarten Vernetzung eine leichte Aufgabe.

Diese »Listen« über das Leben, über die Vergangenheit als erwachsene Person, werden bei jedem Aufnahmeverfahren in eine Pflegeeinrichtung erstellt – dann mitunter nicht mehr von einem selbst, sondern von nahestehenden Menschen, wenn es diese denn gibt und wenn diese auch gut informiert sind. Meistens kennt man sich selbst aber mit seinem Leben am besten aus (welche Parfummarke ist es genau, welche Aufnahme eines bestimmten Musikstücks, welches Gericht in welcher Konsistenz usw.). Viele Menschen denken im Zuge des Altwerdens an ihre Vorsorgevollmacht, und dies gerade dann, wenn man die Diagnose »Demenz« bekommt. Aber denken sie auch an den Genuss des Lebens, an die Bedürfnisse der Seele, an ihren Geist und ihre gelebten Erfahrungen und nicht nur an die Versorgung des Körpers?

Eine Liste der Dinge, die mir besonders wichtig sind

Dinge, die für meinen Körper wichtig sind – Sinnliches (Parfums, Musik, Kleidung etc.): _____

_____

Dinge, die ich gerne in meiner unmittelbaren Umgebung hätte (Gegenstände, Fotos, Bilder etc.): _____

_____

So möchte ich angesprochen und wahrgenommen werden (Professor für Physik, Wahrsagerin etc.): _____

_____

Darauf bin ich stolz und das möchte ich auch, wenn ich nicht mehr orientiert bin, berücksichtigt wissen: _____

_____

Das könnte alte, schöne und wohltuende Erinnerungen bei mir wecken (Lieblingsmusikstücke, Lieblingsdüfte etc.) und macht mich glücklich: _____

_____

Diese Liste kann man natürlich beliebig erweitern und verlängern. Es ist sinnvoll, sich selber Gedanken darüber zu machen, solange das Denken dies klar und deutlich zulässt. Vielleicht mag man keinen Knoblauchgeruch, liebt aber Orangenduft, vielleicht mag man keine Grüntöne, liebt aber beige Cashmerepullover? Es ist durchaus nützlich, das alles beizeiten aufzuschreiben oder anderweitig nachvollziehbar zu machen (Tonbandaufnahmen, Videoaufnahmen), damit es für immer festgehalten ist. Schließlich hat man als erwachsener Mensch bereits Jahrzehnte gelebt und ganz bestimmte Vorlieben und Abneigungen entwickelt. Es ist besser, sich selbst darüber Gedanken zu machen und es nicht primär den Angehörigen zu überlassen, zu einem späteren Zeitpunkt »für einen« zu sprechen. Man kann das Ruder selber in der Hand behalten, wenn es einem im Zuge einer Demenz auch irgendwann entgleiten könnte.

Damit erleichtert man auch den betreuenden Personen ganz erheblich das Leben und gibt ihnen die Möglichkeit, jemanden als vollwertige und erwachsene Person, mit Vorlieben und Abneigungen, wahrzunehmen. Und genau das ist es ja, was vielen Pflegepersonen nachhaltig fehlt, die jemanden gewöhnlich erst in einem sehr fortgeschrittenen Stadium der Erkrankung kennenlernen.

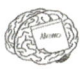 **Merksätze**

Machen Sie sich – ungehemmt – selbst, mit Ihren Vorlieben und Abneigungen zum Thema und schreiben Sie alles auf, was Ihnen zu Ihrer Person wichtig und sinnvoll erscheint. Setzen Sie sich selber in Szene – schriftlich, bildlich, musisch oder auf irgendeine andere, nachvollziehbare Weise.

So wird Ihre Person auch für andere rekonstruierbar, selbst wenn Sie sich einmal nicht mehr deutlich ausdrücken können oder wenn andere an der Sinnhaftigkeit Ihrer Aussagen zweifeln.

Ebenso wie man von anderen Menschen zu einer »Person« gemacht wird, bekommt man auch einen Namen und ein Geburtsdatum verliehen. All dies wird einem von anderen Menschen gegeben – lange, bevor man weiß, was ein »Name« oder ein »Geburtsdatum« eigentlich genau ist. Man wird seit jeher mit einem Namen angesprochen und hat so gelernt, dass man diesen Namen eben »hat«. An diesem Spiel hat sich nichts verändert. Es ist und bleibt aber nur ein Spiel und sollte nicht bedeutsamer und wichtiger bewertet werden als jedes andere Spiel auch. Vor allem sollte niemand eine Person abwerten, weil sie aus der Sicht der anderen vielleicht mangelhaft orientiert ist.

Manchmal ist freilich etwas Aufklärungsarbeit notwendig, damit wir die Spiele, die wir zu spielen gelernt haben, durchschauen und auch kritisch hinterfragen. Eine Demenz bietet dafür hervorragende Möglichkeiten. Man fragt sich dann vielleicht plötzlich: Wer werde ich in fünf Jahren sein? Immer noch »ich selbst« oder jemand ganz anderes? Diese Frage hat man sich so wahrscheinlich bisher im Leben nicht gestellt. Denn wir meinen eben, immer ganz gut darüber informiert zu sein, wer wir sind und auch wer wir wohl in fünf Jahren sein werden. Im Laufe einer Demenz lösen sich diese festen Gedankengebäude immer mehr auf, und das macht natürlich auch Angst. Nichtsdestotrotz hat man alles, was man über seine Person weiß, gelernt – und kann es daher auch recht unkompliziert wieder verlernen. Dies tut man aber in der Regel nicht freiwillig. Man muss schon von einer Krankheit dazu gezwungen werden und kann diesen Verlernprozess dann meistens auch nicht genießen – und das, obwohl das »Lernen« mitunter noch nicht einmal als angenehm erlebt wird.

Erinnern wir uns nur daran, wie es war, einen »Namen« zu bekommen. Vielleicht hat einem der eigene Name nie gefallen, vielleicht hätte man lieber Barbara statt Johanna geheißen und hat mit sich selber als Kind dieses »Vertausche-den-Namen-Spiel« gespielt. Dumm nur, dass die anderen es nicht mitspielen wollten. Vielleicht wollte man als Kind immer älter sein, als man es wirklich war, hat darunter gelitten, wie ein 12-Jähriger wahrgenommen zu werden, wo man sich tief im Inneren doch schon wie 17 gefühlt hat. Dumm nur, dass es Reisepässe und Geburtsurkunden gibt, die erfolgreich verhindern, dass man sein Alter nach Belieben verändern kann.

So einfach kann man seine Um- und Mitwelt also nicht austricksen. Aber nun, wo man vielleicht schon etwas dement ist, kann man ja mit Fug und Recht darauf pochen, dass man erstens die Wörter im Reisepass nicht mehr lesen kann und zweitens auch alles vergessen hat, was die frühe Kindheit oder

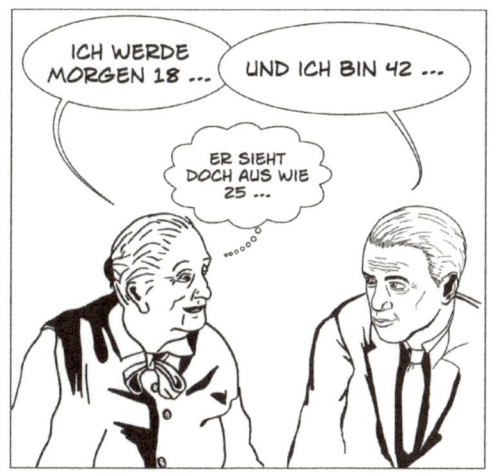

Abb. 19: Wer ist hier wirklich wie alt?

das »Vorleben« betrifft. Im Zuge einer Demenz kann man also wirklich jeden Moment jemand anderes sein – vorausgesetzt, die Umgebung spielt das »Verlernspiel« mit und sieht es nicht als »dramatisch« an. Natürlich kann man auch immer jene Person bleiben, die man »wirklich« ist. Aber man hat jedenfalls nicht unerhebliche Freiheitsgrade dazugewonnen.

✏ Denk- und Schreibaufgabe

Wer wollten Sie Ihr ganzes Leben lang immer schon sein, wenn nicht Sie selbst? _____

_____

Was könnten Sie tun, um für einen Tag **nicht** Sie selbst zu sein? _____

_____

Wären Sie gerne ein paar Jahre oder Jahrzehnte jünger oder älter? Was hindert Sie daran? _____

_____

Hätten Sie gerne mehr oder weniger Ehemänner oder Ehefrauen/Kinder gehabt, oder waren Sie nie verheiratet? Wären Sie es gerne gewesen? Sie können das ja für einen Moment vergessen und so tun, als wären Sie verheiratet/geschieden/verlobt/kinderreich/kinderlos etc. gewesen.

Wenn man nun zu einer »Person« gemacht wird und wenn auch die »Orientierung« reine Verhandlungssache ist, wie verhält es sich dann mit den Wörtern, die man im Zuge einer Demenz oft meint zu »verlieren«? Ist die Angst vor der verbalen »Rasur« berechtigt? Werden einem die Wörter aus dem Gehirn geschnitten oder in den Hirnwindungen förmlich »geschreddert«?

Wie verliert man also ein »Wort«, und kann man es nicht vielleicht auch irgendwo wiederfinden, so wie man seine Person wieder (er)finden kann und sie nicht verlieren kann? Dazu müssen wir zunächst einmal klären, was ein Wort überhaupt ist.

Wie verliert man ein Wort und wie findet man es wieder?

Was ist ein Wort? Nehmen wir das Wort ROSI. Ist das Wort ROSI eine Aneinanderreihung von Buchstaben? Aber wie kommt man zu diesen Buchstaben? Jetzt kann man sagen, diese Buchstaben – wohldefiniert von A bis Z – habe man in der Schule gelernt. Wir alle haben dort Wörter zu lesen und zu schreiben gelernt. Aber ist es wirklich das, was sich »in« uns befindet? Befinden sich in unseren Gehirnen »Wörter«, so wie man ein Wort auf eine Tafel schreiben kann? Kann sich ein Wort, das man lesen und schreiben kann, in jemandem drinnen befinden? Wie sollte so ein »Wort« von einem Blatt Papier oder von der Schultafel »in« uns hinein gewandert sein? Und wenn einem das komisch vorkommt, dann muss man sich ja fragen, wie man ein Wort verlieren kann. Denn verlieren kann man klassischerweise nur etwas, das man vorher in gewisser Weise auch »besessen« hat.

Dass man die Orientierung nicht verlieren kann, sondern vielmehr die Fähigkeit, in der Kommunikation über Orientierung zu bleiben, haben wir ja schon gesehen. Vielleicht gestaltet es sich ähnlich bei sogenannten Wörtern?

Denn gerade Wortfindungsstörungen sind es, die sich zu Beginn einer Demenz häufig zeigen. Jetzt müssen wir schon etwas tiefer nachforschen und uns fragen, was genau diese »Wörter im Kopf« eigentlich sind. Pädagogen werden vielleicht sagen, ein Kind lernt beim Lesen eines Wortes das Zusammenlauten von Buchstaben. Ein Buchstabe muss also in einen »Laut« umgewandelt werden. Ein Buchstabe wird im Körper eines lesenden Kindes zu einem »Laut«. Ist also ein »Wort« eine Aneinanderreihung von Buchstaben oder doch eher von »Lauten«? Hat ein »Laut« mit einem »Buchstaben« überhaupt irgendetwas zu tun?

Ein Laut entsteht durch einen Körper, der auf bestimmte Weise Luft durch die Artikulationsorgane jagt. Ein Buchstabe wird auf ein Blatt Papier geschrieben und muss dann mühsam – im Zuge des Lesenlernens – in einen Laut umgewandelt werden.

So gesehen kann man also gar keine »Wörter« verlieren, man kann auch keine »Wörter« im Gehirn »vermissen« – einfach, weil sich im Gehirn keine Wörter befinden und auch nie befunden haben. Oder wenn wir einmal nicht von »Wörtern« sprechen wollen: Im Gehirn befinden sich auch keine Zeichen oder Symbole – diese befinden sich auf einem Blatt Papier, einem Stein, einem Stück Stoff etc. – jedenfalls auf einer »vor« uns befindlichen Unterlage, außer man ist tätowiert oder hat eine Speisekarte verschluckt. Der Körper macht diese Zeichen überhaupt erst zu sinnvollen Zeichen, Symbolen und Wörtern. Diese Linien werden von uns im Zuge des Betrachtens belebt.

Das nennt sich dann umgangssprachlich »Lesen«.

Durch ein simples Wort (Lesen) kann man einen hochkomplexen Vorgang trivialisieren. Aber ähnlich ist es ja auch mit dem Begriff »Demenz«. Wir verwenden diesen Ausdruck so selbstverständlich. Wenn man dann aber näher hinsieht und die »Demenz« in ihre Einzelteile zerlegt, merkt man schnell, dass die Angelegenheit doch sehr komplex ist. Ein Ausdruck alleine ist so gesehen wirklich nichts wert und vereinfacht unnötig. Auch der von einer »Demenz« betroffene Mensch wird in seiner Komplexität dann unter Umständen nicht mehr wahrgenommen. Und das ist es ja genau, was diese Erkrankung so unsympathisch macht, wenn man sie nicht näher betrachtet. Menschen wollen in ihrer Komplexität und mit ihren Eigenheiten wahrgenommen und respektiert werden und keinesfalls durch einzelne Begrifflichkeiten in ihrer Komplexität beschnitten werden, bis vom Menschen nichts mehr übrig bleibt.

Der Begriff »Demenz« ist daher nicht sonderlich nützlich, jedenfalls erklärt er nichts. Auch der Begriff »Lesen« ist wenig nützlich, denn »Lesen« ist keinesfalls so trivial, wie es die fünf aneinandergereihten Buchstaben suggerieren.

 Merksätze

Wörter werden durch einen lebendigen Leib zu Wörtern.

Sie befinden sich jedoch nicht »in« diesem Leib drinnen, sondern auf einer »Unterlage« (einem Blatt Papier, Stein, Sand etc.) außerhalb dieser Person.

Wenn man aber nun keine »Wörter« verlieren kann, weil sich diese Wörter nie in einem befunden haben und sie daher auch nicht »verloren gehen können«, was »verliert« man dann?

Was im Gehirn gespeichert ist, sind jedenfalls garantiert keine »Wörter«, »Zeichen« oder »Symbole« (das Gehirn ist ja keine Speisekarte), vielmehr verkörperte Muster, die man im

Zuge des Lesens von an sich bedeutungslosen Linien gelernt hat. Wir haben gelernt, dass ein »A« ein »A« ist und haben mit diesem »A« einen bestimmten Laut, ein bestimmtes verkörpertes Muster, zu kombinieren gelernt. Dieses verkörperte Muster wird aktiv, sobald man ein »A« sieht – und umgekehrt kann man kein »A« sehen, ohne über dieses verkörperte Muster zu verfügen.

 Über den Unterschied zwischen Wort und Begriff

Wir könnten auch definieren, dass unter einem Wort etwas Geschriebenes zu verstehen ist, und dass in uns Menschen jedoch keine »Wörter«, sondern begriffene Begriffe als verkörperte Muster gespeichert sind.

Im alltäglichen Sprachgebrauch wird das Wort »Wort« jedoch sowohl für geschriebene wie auch für gesprochene Sprache verwendet. Der Unterschied wird dadurch verwischt.

Ein geschriebenes Wort wäre so gesehen von einem verkörperten, begriffenen Begriff zu unterscheiden, da im »Begriff« das Begreifen jenseits von Zeichen und Symbolen bereits enthalten ist.

Ein Körper hängt immer und überall an einem Gehirn dran, und sei man noch so dement. Man kann daher kein geschriebenes Wort »verlieren«, sehr wohl jedoch den Zugriff auf bestimmte, verkörperte Lerninhalte – oder auch tatsächlich auf die verkörperten Muster als solche. Das liegt zurzeit im Dunkeln.[93] Möglicherweise verliert man aber auch nur den (schnellen) Zugriff. Im Zuge des Altwerdens verlangsamen sich die Bewegungen, alles wird langsamer. Die Beine können einfach nicht mehr so schnell laufen wie noch in jungen Jahren. Und auch die Kommunikation, die an diesen Körper gekoppelt ist, wird in der Regel langsamer, bei manchen Menschen sogar sehr langsam – so langsam, dass es auffällig wird.

Aber wenn auffälliges Verhalten nun primär eine Frage der Langsamkeit und des blockierten Zugriffs auf verkörperte Muster wäre, ist es dann wirklich sinnvoll, von einem »Verlust« zu sprechen? Oder wäre es auch möglich, dass es sich, wenn man schon unbedingt das Wort Verlust verwenden muss, auch um einen Verlust von »Aufmerksamkeit« handeln könnte, wie dies der Psychologieprofessor und von einer Demenz betroffene Richard Taylor beschreibt:

> »Vergessen ist das falsche Wort. Es impliziert: Etwas ist verschwunden. Tatsächlich ist es noch da, aber man kommt nicht ran. Es ist ein Fehlen von Aufmerksamkeit und Bewusstheit.«[94]

Wissen wir denn, was diese seltsame »Aufmerksamkeit« oder »Konzentration« nun schon wieder ist? Zuerst haben wir festgestellt, dass man offensichtlich seine Orientierung nicht verlieren kann, zumindest nicht im eigentlichen Sinne. Dann haben wir festgestellt, dass man auch seine »Person« nicht verlieren kann, außer man wird von anderen Menschen und sich selbst kommunikativ in seinem Personsein beschnitten und beraubt. Nun haben wir gesehen, dass es im Gehirn keine Wörter geben kann, sehr wohl aber verkörperte Muster, um Wörter, die sich auf einem Blatt Papier oder einer ähnlichen Unterlage befinden, lesen und entziffern zu können.

Dieser ganze Rekonstruktionsvorgang zeigt eindeutig, dass man im Zuge einer Demenz nicht seine Orientierung verliert, sehr wohl aber die Fähigkeit, in der *Kommunikation* über Orientierung zu bleiben. Man verliert auch nicht seine »Person«, aber die Kommunikation über die eigene Person ist erschwert. Ebenso ist die Kommunikation über Zeichen, die sich stets außerhalb einer Person befinden, erschwert – es wird immer mühsamer, Bedeutung zu erzeugen und sinnerfassend zu lesen.

Nun fehlt uns aber noch die entscheidende Information: Wie entziffert man einen Buchstaben oder ein Wort? Kommt es hier zu einem Abgleich mit einer im Gehirn abgespeicherten »Wortliste«? Wohl kaum, weil sich im Gehirn eben keine Wörter befinden und zudem die Bedeutung eines Wortes immer von dem Kontext, das heißt von weiteren Wörtern sowie Begriffen, abhängig ist.[95]

Wir haben hier also einen noch komplizierteren Zusammenhang: Wir haben keine Wörter, die an sich Bedeutung haben. Die Bedeutung entsteht überhaupt erst dadurch, dass jemand diese Wörter in einer konkreten Situation liest. Das heißt, wir müssen die gesamte Umgebung mitberücksichtigen. Es macht also einen großen Unterschied aus, wo ein Wort geschrieben steht.

Wenn sich keine Zeichen, keine Symbole im Gehirn befinden, sondern Bedeutung in jedem Moment stets neu erzeugt wird, dann kann es sich nicht um einen Verlust von Wörtern handeln, sondern vielmehr um ein Nachlassen jener Fähigkeit, die uns das Interagieren mit anderen und mit der Umwelt erlaubt. Aber was ist diese Fähigkeit genau?

Die Aufmerksamkeit oder »zentrale Kontrolle«

Man könnte statt von »Aufmerksamkeit« vielleicht auch den in der Neuropsychologie gebräuchlichen Begriff der »zentralen Kontrolle«[96] verwenden. Doch was ist diese »zentrale Kontrolle«, und wie entstehen hier Beeinträchtigungen? Wie kann man die Fähigkeit verlieren, Bedeutung zu erzeugen und zwar auf eine Art und Weise, dass es mit der Bedeutung des Gegenübers so weit übereinstimmt, dass beide Seiten das Gefühl haben, verstanden oder auch missverstanden zu werden?

»Aufmerksamkeit« bedeutet, »ganz da zu sein«, ganz im »Hier und Jetzt« zu sein, gerade nicht an die Vergangenheit oder an die Zukunft zu denken. Es ist jene Achtsamkeit, die uns in einem Moment verweilen lässt. Sozusagen der »konzentrierte Geist«.

Dann wäre im Verlauf von Demenzen zunehmend der »Geist unkonzentriert«? Das ist es nämlich, was Betroffene beobachten: die zunehmende Unfähigkeit, sich auf einen konkreten Sachverhalt zu konzentrieren und diesen auch im Geist zu behalten. Man weiß plötzlich nicht mehr, wo man ist. Man vergisst die einfachsten Dinge, als hätte man den Schlüssel zu einem Schloss namens »Wirklichkeit« verlegt.

 Zur Achtsamkeit

Helga Rohra, eine von der Lewy-Body-Demenz Betroffene, gibt folgenden Einblick in ihr Innenleben:

»An manchen Tagen überforderte mich mein durchstrukturierter Tag, es fiel mir schwer, mich zu konzentrieren und systematisch zu arbeiten. Zunächst dachte ich, es sei Erschöpfung, die ich mir mit der Arbeitsbelastung in meinem Multitasking-Job erklärte. Das alleine war noch nicht besorgniserregend. Dann bemerkte ich immer häufiger, dass mir beim Übersetzen von einer Fremdsprache in eine andere bestimmte Vokabeln nicht mehr spontan einfallen wollten.«[97]

Im Englischen wird Achtsamkeit treffend »mindfulness« genannt. Gemeint ist ein Zustand im Hier und Jetzt, in dem der Geist klar und konzentriert im Moment verweilt. Dies wird am einfachsten in der Meditation erreicht, kann aber auch mit entsprechendem Training zu einer durchaus alltäglichen Erfahrung werden. Bei Demenzen gelten Beeinträchtigungen der Aufmerksamkeit als ein Symptom unter vielen. Und dies, obwohl die Aufmerksamkeit auf bestimmte Aspekte die Grundvoraussetzung für das Erinnern an genau diese Aspekte ist. Das Gedächtnis benötigt selektive Aufmerksamkeit, und die selektive Aufmerksamkeit benötigt Kategorien, auf die man die Aufmerksamkeit lenken kann.

Was aber genau diese Präsenz möglich macht, wie man also seine Präsenz wiedergewinnt, wenn sie plötzlich nicht mehr da ist, ist eine schwierige Frage. Wir wissen einfach nicht, wie Aufmerksamkeit erzeugt wird, und daher auch nicht, wie sie schwinden kann. Ein lautes Geräusch kann in den Fokus der Aufmerksamkeit gelangen, ein Unterschied wird wahrgenommen. Was wir »Aufmerksamkeit« nennen, könnte man vermutlich auch »Unterscheidungsfähigkeit« nennen, die Fähigkeit, aktiv Unterschiede zu erzeugen, indem man »etwas« kategorisiert. Wenn aber die Kategorien nicht mehr so unmittelbar zugänglich sind, dann hat man auch Probleme, »Unterschiede« wahrzunehmen. Wahrnehmung und Kognition wirken hier wechselseitig aufeinander ein.

Möglicherweise hilft gegen mangelnde Präsenz daher nur eines: so dement werden, dass man vergisst, was man alles vergessen hat. Und dann passiert etwas höchst Seltsames. Wenn man einmal vergessen hat, was man alles vergessen hat, dann vergisst man notgedrungen auch seine Demenz – und kommt in einen paradoxen Zustand der Präsenz, ohne Gedanken an das Gestern und Morgen – soweit man das als außenstehender Beobachter zu beurteilen vermag. Aber falls Sie irgendwann in Ihrem Leben wirklich dort hinkommen sollten, dann schreiben Sie bitte eine Postkarte und lassen Sie uns alle wissen, wo die Aufmerksamkeit oder die »zentrale Kontrolle« sich versteckt hat.

 Merksatz

Wenn man einmal vergessen hat, was man alles vergessen hat, dann vergisst man notgedrungen auch seine Demenz und kommt in einen paradoxen Zustand der Präsenz, ohne Gedanken an das Gestern und Morgen.

Wiederholung der Merksätze von Schritt 4

- Man bekommt das Personsein zunächst von anderen verliehen, wie einen Orden.
- Ein Mensch mit einer Demenz vom Alzheimer-Typ wird auch im fortgeschrittenen Stadium der Erkrankung im Idealfall nicht mit einem Säugling verglichen werden.
- Machen Sie sich – ungehemmt – selbst, mit Ihren Vorlieben und Abneigungen, zum Thema und schreiben Sie alles auf, was Ihnen zu Ihrer Person wichtig und sinnvoll erscheint.
- Setzen Sie sich selber in Szene, schriftlich, bildlich, musisch oder auf irgendeine andere, nachvollziehbare Weise.
- So wird Ihre Person auch für andere rekonstruierbar, selbst wenn Sie sich einmal nicht mehr deutlich ausdrücken können oder wenn andere an der Sinnhaftigkeit Ihrer Aussagen zweifeln.
- Wörter werden durch einen lebendigen Leib zu Wörtern.
- Sie befinden sich jedoch nicht »in« diesem Leib drinnen, sondern auf einer »Unterlage« (einem Blatt Papier, Stein, Sand etc.) außerhalb dieser Person.
- Wenn man einmal vergessen hat, was man alles vergessen hat, dann vergisst man notgedrungen auch seine Demenz und kommt in einen paradoxen Zustand der Präsenz, ohne Gedanken an das Gestern und Morgen.

Schritt Nr. 5:
Mit (Demen)Zen präsent sein

»Bar allen Denkens saß ich still am Schreibtisch in meinem Büro.

Ungetrübt lag der Quellgrund meines Geistes, wie ein stilles, heiteres Wasser.

Da: ein jäher Donnerschlag! Die Geistestore sprangen auf,

und schau: Da sitzt der alte Mann ganz einfach da.«

Chao-pien aus »Das Zen-Koan – Weg zur Erleuchtung«[98]

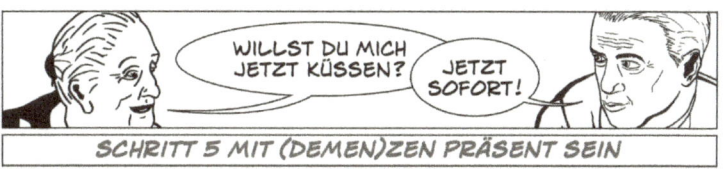

Abb. 20: Der fünfte Schritt

Achtsamkeit und Präsenz in der Demenz

Ist man einmal in ein Stadium der Erkrankung eingetreten, in dem man die Erkrankung als solche vergisst, in dem man vergisst, was man bisher alles erfolgreich kompensiert hat, so merkt man nicht mehr, was man alles nicht mehr merkt, und es passiert etwas Paradoxes: Man kommt in einem Zustand der Präsenz, ob man will oder nicht.

 Merksatz

Wenn man die Vergangenheit und die Zukunft völlig vergessen hat, bleibt einem nichts anderes übrig, als präsent zu sein.

Die Alzheimer-Krankheit zwingt einem, so gesehen, die Präsenz förmlich auf. Das hat den Vorteil, dass man sich auch über andere Krankheiten, die ebenso als »schlimm« und »schwer« gelten (Krebs, COPD, Chorea Huntington, Multiple Sklerose etc.), keine Gedanken mehr zu machen braucht, weil man ja schließlich auch die Fähigkeit verliert, sich Sorgen zu machen.

Sorgen kann man sich nur machen, wenn man an die Zukunft denkt. Manche Menschen machen sich auch wegen bereits vergangener Dinge Sorgen, aber das ist doch eigentlich recht unvernünftig. Vorwürfe kann man jemandem nur machen, wenn man an die Vergangenheit denkt. Man kann ja jemandem keine Vorwürfe für etwas machen, was noch gar nicht geschehen ist. Auch neidisch werden ist nun schwierig, weil man dazu zumindest die Vorstellung einer anderen Person braucht, der man etwas neiden kann. Aber wenn nun die Personen, die man so zu kennen meint, permanent wechseln, wie soll man dann jemandem etwas neiden? Auch mit dem Hassen wird es schwierig werden, denn auch dazu ist es nötig, dass man sich an etwas in der Vergangenheit erinnert, das man hassen kann. Das alles wird ohne Gedanken an das Gestern oder Morgen sehr schwer vorstellbar. Und damit befindet man sich in einem Zustand, der durchaus mit jenem eines »Zen-Praktizierenden« vergleichbar ist. Meister Dogen (1200–1253) umschreibt in der folgenden Passage Verhaltensweisen, die von Zen-Übenden zu vermeiden sind:

> »Gebt alle Bindungen auf und ruht euch von den Pflichten des Alltags aus. Denkt nicht an Gut und Böse oder an Falsch und Richtig. Hört auf, über die Dinge nachzudenken, und lasst alle Begriffe und Vorstellungen los« (*Fukan Zazengi*).[99]

Ist man in einem Zustand der sehr fortgeschrittenen Demenz »gefangen«, braucht man sich gar nicht mehr darum zu bemühen, bestimmte Denk- oder Verhaltensweisen zu vermeiden – es passiert von ganz allein.

Was aber braucht man dann noch, wenn man schon niemanden mehr so richtig hassen kann, niemandem etwas neiden kann und man auch keine Sorgen mehr über die Zukunft hat? Was man im Hier und Jetzt braucht, ist Nähe und Zuneigung. Auch als Zen-Übender.

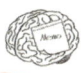 **Merksatz**

Was man im Hier und Jetzt braucht, ist Nähe und Zuneigung.

Es geht nicht nur darum, dass man jetzt keinen Hunger hat und nach Vanille duftet, d. h. die körperlichen Bedürfnisse befriedigt sind und man »satt und sauber« ist, sondern auch darum, dass im Hier und Jetzt jemand für einen da ist, der einen nicht alleine lässt. Und das Jetzt ist nun ein Dauerzustand. Man könnte sogar von Liebe sprechen, die zentral wird.

Wie bei jeder guten Räuberromanze – wir erinnern uns an den eingangs erwähnten »Räuber des Denkens« – wird es gegen Ende nun so richtig kitschig. Wenn man aus mysteriösen Gründen immer mehr Kraft aufwenden muss, um sich klar und deutlich artikulieren zu können, und dieser Mehraufwand dann auch noch – fälschlicherweise – wie ein »Verlust« des Gedächtnisses gedeutet wird, mitunter sogar bei wörtlicher Übersetzung des Wortes »Demenz« als eine Art »Verlust der Denkkraft«, so ist man einer Räuberbande zum Opfer gefallen, die jedoch keine wirkliche Beute gemacht hat. Denn der Geist oder das »Denken« zeigt sich in Form der Gespräche, die wir tagtäglich führen, und in Form der Handlungen, die wir tagtäglich scheinbar automatisch vollziehen – er zeigt sich, lässt sich aber nicht stehlen.

 Merksatz

Das »Denken« zeigt sich in Form der Gespräche, die wir tagtäglich führen, und in Form der Handlungen, die wir tagtäglich scheinbar automatisch vollziehen.

Wenn diese Automatismen, die man im Laufe des Heranwachsens erlernt hat, zum Stillstand kommen, wenn sich die angelernten Zwiebelschalen Schicht für Schicht ablösen, dann steht man nicht »ohne Verstand« da, sondern gleicht eher einer Frucht ohne Schale.

Kinder, die das Wort »ohne« noch nicht begreifen, sagen mitunter, sie hätten gerne einen »Apfel mit Ohneschale«. Sie meinen das Wort »ohne« gehöre zur Schale, die man nicht haben will, und kreieren daraus den schönen Kunstbegriff »Ohneschale«.

Man könnte somit bei einer fortgeschrittenen Demenz auch von einem Zustand sprechen, in dem sozial geformte, kommunikative Normen aufgeweicht oder abgelöst wurden. Da und dort hängt noch ein Stückchen dieser Haut dran, aber die große, den Kern des Menschen abdeckende, soziale Schicht aus angelernten Verhaltens- und Kommunikationsweisen ist löchrig geworden, und aus der Tiefe blitzt nun etwas durch, das man nur bei den wenigsten Menschen zeitlebens zu Gesicht bekommt. Nun wird es wirklich wildromantisch und fast schon kitschig.

Es kommt ein menschliches Grundbedürfnis zum Vorschein, das man Liebe nennen könnte, wobei dieser Begriff so viele Bedeutungen hat, dass es fast unmöglich ist, ihn zu gebrauchen, ohne automatisch missverstanden zu werden. Vermutlich könnte man das Wort »Liebe« auch mit »sich angenommen fühlen« übersetzen. Gehalten werden und jemanden haben, bei dem man sich geborgen fühlt. Wenn die äußeren Schichten, die die Fassade zeitlebens aufrechterhalten haben, wegfallen, wenn man so im Grunde genommen ganz nackt dasteht, dann tut eine wärmende Decke gut, die einem jemand immer wieder umschlägt und dadurch das Gefühl von Schutz, Grenzen und Wärme vermittelt. Aber auch umgekehrt bekommt die Person, die diese Rolle des Wärmespenders übernimmt, eine Menge zurück – nämlich im Idealfall die unmittelbare Dankbarkeit eines

Menschen für diesen Liebesdienst. Wenn diese Dankbarkeit auch in diesem Stadium der Erkrankung nicht durch Begriffe und Dankeskarten ausgedrückt wird, sondern mehr ein Gefühl des Menschen mit Demenz ist, liebevoll und empathisch angenommen zu werden – auch, wenn die Gefühle mitunter in Traurigkeit, Angst, Aggression oder andere »negative« Emotionen umschlagen. Diese können ebenso heftig sein und erfordern von den umgebenden Personen ein genauso empathisches und wohlwollendes Annehmen.

Das ist in der Summe schon sehr viel verlangt und kann gerade in einer Organisation mit stetig wechselnden Mitarbeitern mitunter nur schwer bis gar nicht geleistet werden. Es erfordert, dass man sich wirklich auf einen Menschen einlässt, mit einem Menschen in einen ehrlichen Kontakt von Mensch zu Mensch, von Herz-Geist zu Herz-Geist tritt und sich nicht hinter der Fassade des »Arztes«, des »Psychologen« oder der »Pflegefachkraft« versteckt.

📖 Zur Sehnsucht nach Liebe im Verlauf von Demenzen

Dieses Grundbedürfnis nach Liebe bei sehr fortgeschrittenen Stadien einer Demenz ist gut belegt und entspricht keinesfalls nur meiner Wunschvorstellung, um einen kitschigen Ausklang zu finden.

»Es ließe sich sagen, dass es nur ein allumfassendes Bedürfnis, nämlich das nach Liebe gibt. Diese Ansicht wurde von Frena Gray-Davidson auf der Grundlage ihrer Erfahrungen als Pflegeperson sehr beredt zum Ausdruck gebracht. Sie stellt fest, dass Menschen mit Demenz oft ein unverhülltes und beinahe kindliches Verlangen nach Liebe zeigen. Unter Liebe versteht sie eine großzügige, verzeihende und bedingungslose Annahme, ein emotionales Geben von ganzem Herzen, ohne die Erwartung einer direkten Belohnung.«[100]

Um Frena Gray-Davidson zu zitieren:

> »*Menschen mit der Alzheimer-Krankheit drücken ihre Sehnsucht nach tiefer emotionaler Sicherheit und bedingungsloser Liebe ständig aus. Oft entscheiden wir uns dagegen zu hören, was sie sagen. Ob zu Hause oder in Pflegeeinrichtungen, typischerweise werden diese Worte als ›Geplapper‹ von Menschen mit Demenz abgewertet. Aber wenn wir innehalten und zuhören, dann können wir erkennen, wie klar Sehnsüchte ausgedrückt werden:*
>
> > *›Ich möchte nach Hause gehen.‹*
> > *›Ich will meine Mutter sehen.‹*
> > *›Ich bin alleine.‹*
> > *›Niemand kommt mich je besuchen.‹*
>
> *Dies ist kein Unsinn und es sind auch keine sinnlos wiederholten Beschwerden. Diese Sehnsüchte sind die tiefsten Wünsche des Menschen – jemanden zu haben, der sich um einen kümmert und einen akzeptiert, wertgeschätzt und beschützt zu werden, geliebt zu sein.*«[101]

Man wird im Zuge einer Demenz nicht nur präsent – es kommt noch besser. Viele Menschen in fortgeschrittenen Stadien sehnen sich vor allem nach Geborgenheit, nach menschlicher Wärme – nach Liebe. Wenn das keine schöne Sehnsucht ist, dann muss man sich schon fragen, welche im Leben besser ist.[102] Ob sie auch gestillt werden kann, ist freilich eine andere Frage. Es geht hier nicht darum, Schuldgefühle bei betreuenden Personen zu erzeugen, weil sie diese Form der Nähe aus zeitlichen oder anderen Gründen nicht zulassen wollen oder können. Aber es geht darum, den Blick auf den Menschen mit Demenz zu verändern und hinter den häufig wiederholten Äußerungen (seien sie verbal oder nonverbal) eine tieferliegende Triebfeder zu erkennen. Menschen mit Demenz zeigen uns unverblümt und einfach den Weg zum »Urgrund« des menschlichen Daseins.

Das Bedürfnis nach Ruhm oder Anerkennung ist erloschen, vielleicht war es auch nie ein Bedürfnis im eigenen Leben. Auch das Bedürfnis nach Wohlstand und einem sorgenfreien Leben fällt weg. Die materiellen Bedürfnisse sind bei Menschen, die sich in einem fortgeschrittenen Demenzstadium befinden, höchst überschaubar. Menschen brauchen in dieser Phase der Erkrankung – überspitzt formuliert – nicht mehr als etwas Vanilleduft, ein bisschen was zum Knabbern, etwas eingedickten Saft, eine gute Dekubitus-Prophylaxe und einen »warmen Platz am Ofen«. Auch hat man nicht mehr das Bedürfnis, etwas aus sich selber zu machen, jemand besserer zu werden, als man bereits ist.

Die »klassischen« menschlichen Bedürfnisse haben sich hier wie die Schalen einer Zwiebel abgeschält, und in der Tiefe des Menschen kommt etwas zum Vorschein, nach dem wir uns doch eigentlich alle zeitlebens sehnen: ohne Wenn und Aber geliebt zu werden.

 Merksatz

Wenn sich die äußeren, anerzogenen, kommunikativen Schalen eines Menschen im Zuge einer Demenz abgeschält haben, kommt häufig das Innerste zum Vorschein: ohne Wenn und Aber geliebt zu werden.

Gehalten werden und den eigenen Körper im Hier und Jetzt spüren und erfahren, ohne viel darüber nachzudenken. Vielleicht wäre es nützlich und hilfreich, gerade dieses innere »Herz« der fortgeschrittenen Demenz in den Vordergrund zu rücken.

Man bewegt sich unweigerlich hin zu einem Zustand, in dem man immer weniger weiß, wer man ist, wo man ist, wann man wer ist und so weiter, bis hin zu einem nahezu vollkommenen Zur-Ruhe-Kommen der Sprach- und Sprechfähigkeiten. Es ist tatsächlich ein *Zur-Ruhe-Kommen* und – wie hier schon mehrfach erörtert – vermutlich kein Verlust. In der Tiefe des Seins ist wahrscheinlich »alles« (was auch immer es genau sein mag) immer noch vorhanden, ebenso wie der Körper und damit auch verkörperte Erfahrungen nicht verschwinden können. Aber der Mensch kommt zur Ruhe, all die aus der Vergangenheit und Zukunft kommenden Bedürfnisse können in den Hintergrund treten, und etwas ganz anderes kann im Vordergrund stehen.

Dieses »andere« ist jedoch nicht unbedingt etwas, mit dem jeder umgehen kann. Wie geht es einem, wenn man daran denkt, dass man ganz offen und ungeniert körperliche Nähe und Zuneigung sucht, ganz ungeniert anderen und auch sich selbst (z. B. durch Streicheln der eigenen Hände oder das Umfassen von eigenen Körperteilen) nahekommt?

 Denk- und Schreibaufgabe

Ist Ihnen körperliche Nähe angenehm oder unangenehm?

_____

Sind Sie sehr zurückhaltend, was körperliche Bedürfnisse betrifft, oder sagen Sie offen, wenn Sie eine Umarmung brauchen oder einen Kuss?

_____

Zeigen Sie Ihren Mitmenschen – vermutlich nicht wahllos – diese Wünsche und Sehnsüchte, so sie vorhanden sind?

_____

Kann es schließlich so etwas wie eine *präsente, herzhafte Demenz* geben? Beobachtet man Menschen, die sich in einem sehr fortgeschrittenen Stadium der Demenz befinden, so gewinnt man den Eindruck, dass es nicht mehr wichtig ist zu *wissen*, was ein Gegenstand ist oder zu sein hat. Aber es ist wichtig, den Gegenstand zu behandeln, ihn mit dem ganzen Sein zu begreifen, im eigentlichen Sinne des Wortes »be-greifen«. Die Person und die Welt existieren in Symbiose, jenseits von klar artikulierten Begriffen. Das muss aber kein schwerer und entsetzlicher Zustand sein.

Man könnte es auch als Zustand beschreiben, in dem das Gedankengewirr im Kopf zur Ruhe gekommen ist. Und der Leib, mit all seinen verkörperten Sinnen, will immer noch ganz in der Welt sein und diese Welt umfassen. Der Mensch, nicht nur der Körper, will geliebt, gepflegt und umsorgt werden. Ohne Grund und ohne Ziel.

Dieser präsente Zustand ermöglicht nicht zuletzt eine ungeheure Vielfalt an Betrachtungsweisen. Wer hat schon die Möglichkeit, Menschen immer wieder aufs Neue kennenzulernen und einfach zu vergessen, dass diese Person vor kurzer Zeit schon einmal anwesend war. Hier ist tatsächlich jeder Moment so einzigartig wie der nächste.

Und kommuniziert man verbal wie nonverbal mit Menschen, die in personenzentriert geführten Betreuungseinrichtungen leben, so zeigt sich ebenso, dass diese ihren Zustand weit weniger dramatisch einstufen, als außenstehende Beobachter subjektiv meinen könnten. Wie kann man das beurteilen? Es würde sich vermutlich ebenso unmittelbar zeigen, wenn etwas »nicht stimmt«, wie es sich unmittelbar zeigt, »wenn alles stimmt«.

Emotional fällt bei Menschen, die im Jetzt leben, ganz logisch betrachtet, die Zeit für einen Aufschub von Bedürfnissen weg. Aber natürlich sind Pflegefachkräfte im Kontext einer Organisation meist nicht in der Lage, bedingungslose Liebe zu spenden oder zu schenken. Sie werden dafür auch nicht bezahlt – ebenso, wie die Angehörigen dieses »Übermaß« an Nähebedürfnis erst aushalten lernen müssen. Und gerade für Angehörige stellte der an Demenz erkrankte, emotional nahestehende, aber doch veränderte Mensch in aller Regel eine außergewöhnlich hohe Belastung dar.

Für pflegende Angehörige

Die im Zuge einer Demenzerkrankung immer stärker werdende Koppelung an Mitmenschen – das ausgeprägte Bedürfnis des Menschen mit Demenz nach Nähe und Zuwendung –, kann für Familienmitglieder eine enorme Belastung darstellen. Die Bücherregale sind nicht umsonst voll mit Ratgebern für pflegende Angehörige.

Dieses Buch ist indirekt natürlich auch für Angehörige geschrieben – indem es das Thema Demenz etwas aus der »Schmerzecke« herauszuholen versucht und die Bedürfnisse des Menschen mit Demenz herauszuarbeiten versucht.

Es hat sich jedenfalls gezeigt, dass es für pflegende Angehörige günstig ist, für soziale Unterstützung zu sorgen[103] und auf diese Weise die eigenen Energiespeicher immer wieder aufzuladen. Wenn man weiß, was ein Mensch im Spätstadium der Erkrankung braucht, dann kann man auch etwas tun, um diesen Bedürfnissen gerecht zu werden – und dazu zählt es auch, dass man die Aufgaben auf ein Netzwerk verteilt.

Natürlich muss dieses Bedürfnis nach Nähe und »Liebe« nicht vorhanden sein, wenn es auch häufig so ist. Es soll auch Menschen geben, die zeitlebens kein wie auch immer geartetes Nähebedürfnis haben. Ausnahmen bestätigen bekanntlich jede noch so gute Regel.

Der validierende, einfühlende, empathische Zugang zu Menschen mit Demenz hat sich jedenfalls in der Pflegepraxis etabliert, ebenso wie sich die sogenannte reaktivierende Krankenpflege durchgesetzt hat.

 Zur Reaktivierenden Krankenpflege nach Erwin Böhm

Erwin Böhm, Initiator der Reaktivierenden Krankenpflege, vertritt grundsätzlich die Theorie der Reversibilität von hirnorganischen Veränderungen[104], wobei er die Alzheimer-Krankheit als Ausnahme auflistet.[105] Dies entspricht auch der Lehrmeinung, dass diese Erkrankung nicht rückgängig zu machen ist, sich der Abbauprozess aber möglicherweise verlangsamen lässt.

Reaktivierung ist das Zauberwort, um Patienten mit reversiblen neurokognitiven Störungen wieder in die Eigenständigkeit zu lotsen. Erwin Böhm beschreibt diese Form der Pflege wie folgt:

»Minimal-Pflege:

Betten werden gemacht, in Akkord, ohne Zuwendung.

Effiziente Pflege:

Betten werden gemacht, Gespräche werden geführt, Decubitus-Prophylaxe durch Mobilisierung.

Optimale therapeutische Pflege:

Betten werden durch den Patienten gemacht, Unterstützung durch emotionale Zuwendung aus seiner Biografie. Wir traten schon vor Jahren für diese Reaktivierende Pflege ein. Wir nennen diese Art der Pflege: ›Helfen mit der Hand in der Hosentasche.‹ Wir meinen, und dies bestätigt sich durch unsere Erfolge, dass man den Menschen belasten muss (Fördern durch Fordern).«[106]

Nicht-medikamentöse Möglichkeiten, um das Abbaugeschehen bei einer Demenzerkrankung unter Umständen zu verlangsamen, sind v. a. das gezielte Training der kognitiven Fähigkeiten – etwa durch ein Realitätsorientierungstraining[107], was im Grunde genommen nicht anderes ist als die Reaktivierung von bereits gelerntem Wissen oder/und jede andere Form der wertschätzenden Kommunikation. Auch das Konzept der Motogeragogik[108] von Thesi Zak sei an dieser Stelle erwähnt, neben vielen anderen Möglichkeiten (basale Stimulation, Aromatherapie usw.). Unter Validation wird nach Naomi Feil »ein Prozess verstanden, der Vertrauen und Nähe braucht, um zu wachsen.«[109]

»Validationsanwenderinnen oder -anwender (VA) beginnen zu validieren, indem sie eine sichere Umgebung für die aufzubauende Beziehung schaffen. Das bedeutet, eine nicht wertende Haltung einzunehmen, um Vertrauen herzustellen, und die persönliche Realität des alten Menschen zu explorieren. Damit wird der empathische Austausch von Gefühlen möglich und die betreffende Person ermutigt, sich verbal oder nonverbal mitzuteilen.«[110]

Nicole Richards Ansatz der »Integrativen Validation« unterscheidet sich in einigen Punkten von dem Ansatz Naomi Feils. Vorrangig auch darin, dass es bei der Integrativen Validation nicht darum geht »Demenz als eine Art Bewältigungsstrategie einer unerträglichen Realität und eine Aufarbeitung von unbewältigten Lebensaufgaben«[111] zu betrachten, wie Naomi Feil dies tut.

»Die Integrative Validation ist eine ressourcenorientierte Methodik und verzichtet auf die Einteilung nach Stadien. Verzichtet wird auch auf Fragetechniken, um Angst, Stress und Leistungsfrustration zu vermeiden, sowie auf Interpretation. Die Integrative Validation ist gegenwartsorientiert und beinhaltet ein einheitliches Vorgehen, eine gleichbleibende Methodik, unabhängig vom Ausprägungsgrad der Krankheit. Anders als bei der Validation nach Feil, die sich auf sehr alte verwirrte Menschen konzentriert, gibt es bei der Integrativen Validation keine Alterseinschränkung. (...) Die Prinzipien der Integrativen Validation sind: Normalität, Verallgemeinerung der Kommunikation, Agieren vor Reagieren, Kommunikation vor Funktion.«[112]

Sich hinsetzen zu einem Menschen mit Demenz, auf Augenhöhe in Kontakt gehen, anwesend und da sein. Was auch immer kommen mag. Dazu ein Gefühl der Nähe, der Wärme und Geborgenheit vermitteln.

Und genau das können wir von Menschen mit Demenz lernen. Sie reagieren prompt, wenn jemand hektisch ist, wenn jemand nicht ganz da ist, wenn jemand »über sie drüberfährt«.

Menschen in einem fortgeschrittenen Stadium der Erkrankung kommen mit diesem »hektischen Takt« nicht zurecht. Hier sind Einfühlungsvermögen und Präsenz gefragt.

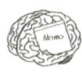 **Merksatz**

In einem sehr fortgeschrittenen Demenzstadium ist Präsenz gefragt. Einfach da sein.

Doch fällt uns die Präsenz leicht? Gerade wenn wir Menschen *ohne* Demenz sind?

Denk- und Schreibaufgabe

Wenn Sie gerade so vor sich hindenken – woran denken Sie **nicht?** _____

_____

Was sehen, schmecken, riechen, tasten, hören oder lieben Sie gerade jetzt? _____

_____

Was haben Sie gerade jetzt **nicht** im Sinn? _____

_____

Tiergestützte Therapie hat in vielen Pflegeheimen schon Einzug gefunden – denn ein Tier vermag das Bedürfnis nach Nähe, Geborgenheit und Präsenz oft besser zu stillen als ein von Gedanken und Sorgen überlagerter Mensch. Mitunter wird so ein Therapietier auch durch eine schnurrende Roboterkatze ersetzt, die so tut, als würde sie sich gerne streicheln lassen. Es ist fraglich, ob dies auf die gleiche Weise nützlich ist wie das empathische Näheverhältnis zu einem lebendigen Geschöpf. Eher handelt es sich hier wiederum um eine Form der »Infantilisierung« von Menschen mit Demenz, wenn man ihnen eine Art von Kinderspielzeug gibt. Vielleicht noch ungefragt, oder ohne eine Antwort – welcher Art auch immer – abzuwarten.

Wer je längere Zeit auf einer »Demenzstation« verbracht hat und den Menschen mit sehr fortgeschrittener Demenz dort zugeschaut hat, wie sie stundenlang mit kleinsten Gegenständen herumhantieren, stundenlang kleinste Details studieren und dabei die Perspektiven ein wenig verschiebt, der sieht den Zustand nicht mehr nur so dramatisch, wie er gewöhnlich dargestellt wird. Schon auch – aber eben nicht nur.

Probieren Sie es ruhig aus, falls Sie das in Ihrem Leben noch nie gemacht haben. Sie brauchen nicht nach Indien zu reisen oder einen Meditationskurs zu buchen, um zu sehen, wie man präsent ist. Sie können in das nächste Pflegeheim fahren und sich einen Tag lang zu einem Menschen mit Demenz dazusetzen. Die Präsenz der dort lebenden Menschen wird, mit etwas Übung, schnell auf Sie überspringen.

Vermutlich werden Sie am Anfang versuchen, den Menschen zu verstehen, aber nach einer Weile werden Sie merken, dass die verbale Kommunikation im klassischen Sinne nicht gelingt – vielleicht auch, weil der Mensch mit Demenz nicht sprechen will oder kann. Sie werden sich gegenseitig mehr schweigend beobachten, und das klassische »verbale« Verstehen wird zunehmend in den Hintergrund rücken. Je länger Sie dort sitzen, desto mehr werden Sie sprachlich zu Ruhe kommen, und eine andere Ebene der Kommunikation wird sich öffnen. Denn: »*Man kann nicht* nicht *kommunizieren*.«[113] Wenn man auf »klassische«, »verbale« Weise nicht kommunizieren kann, dann kommuniziert man eben *anders*. Diese andere Kommunikation wird über Berührungen, über Empfindungen, über Gesten und Blickkontakte erfolgen, ist aber deshalb nicht weniger wertvoll oder wichtig als verbale Unterhaltungen, die der klassischen Logik unterliegen. Nur anders.

Merksätze

Wenn Sie noch nie einen Menschen im fortgeschrittenen Stadium einer Demenz einfach nur begleitet haben, ohne viel dabei zu denken, dann ist jetzt vielleicht der richtige Zeitpunkt dafür.

Reisen Sie nicht nach Indien, um Meditation zu lernen – gehen Sie einfach in das nächste Pflegezentrum und setzen Sie sich zu einem Menschen mit Demenz in einem fortgeschrittenen Stadium in den Aufenthaltsraum.

Verstehen und Verstandenwerden

Sich missverstanden zu fühlen ist bekanntlich kein sehr angenehmer Zustand. Es ist einem doch angenehmer, zumindest das Gefühl zu haben, von seinen Mitmenschen verstanden zu werden, wenn man sich da auch bekanntlich nicht immer sicher sein kann. Man kann ja in die Psyche und in die Gedankenwelt eines anderen Menschen nicht hineinschauen und daher auch nicht überprüfen, ob man nun vollkommen verstanden wurde oder nicht.

Das können wir allerdings weder bei Menschen mit Demenz überprüfen noch bei Menschen, die keine Demenz diagnostiziert bekommen haben und umgangssprachlich als »normal« gelten. Wir sagen zwar, dass wir meinen, jemand hätte uns *vollkommen* verstanden. Aber sicher können wir hier ja nicht sein. Vielleicht wurden wir auch nur zu 21,5 % verstanden oder zu ¾ oder auch gar nicht. Verstehen ist immer von einem individuellen Kontext abhängig, den jeder Mensch für sich erzeugt. Da wir physiologisch ähnlich aufgebaut sind, ähneln sich auch die Kontexte. Jedoch genügen schon fehlende Batterien in Hörgeräten, um zu sehen, dass sich dies schnell ändern kann. Wir haben zwar grundsätzlich alle ähnlich aufgebaute Augen,

Nasen, Ohren, Hautrezeptoren usw. – dennoch können Sinnesorgane bei älteren Menschen Sinnesreize aus der Außenwelt mitunter nicht mehr so weiterleiten, wie bei jungen Menschen. Und daher kann es alleine dadurch zu einem völligen Missverstehen kommen. Dazu brauche ich noch gar keine Demenz zu haben.

Bei Menschen mit Demenz in einem fortgeschrittenen Stadium meint man mitunter sicher sein zu können, dass sie Sprachäußerungen nicht mehr adäquat verstehen. Aber wissen können wir es nicht, weil wir eben nur aufgrund der Reaktion des Menschen mit Demenz auf das Verstehen schließen können. Dies setzt aber bereits wieder das Verstehen eines Beobachters voraus und bedeutet nicht, dass man als Beobachter »in« den Menschen mit Demenz hineinschauen kann. Hier ist noch viel Forschungsarbeit gefragt, um die Geheimnisse rund um das Sprachverständnis in fortgeschrittenen Stadien einer Demenz eingehender zu untersuchen.

Sehr viel haben wir von ihr einfach noch nicht verstanden, denn wir können weder »luzide Momente« erklären, noch wissen wir, was die »zentrale Kontrolle« eigentlich genau ist.

Denk- und Schreibaufgabe

Können Sie sich an Situationen in Ihrem Leben erinnern, in denen Sie sich missverstanden gefühlt haben? Bitte schildern Sie hier eine oder zwei solcher Situation.

Was kann man aktiv tun, um **nicht** verstanden zu werden?

_____

_____

Wie sehr fühlen Sie sich im Moment – zum jetzigen Zeitpunkt – verstanden, in %? _____

_____

Falls Missverständnisse nun vermehrt auftreten – was können Sie aktiv tun, um diese Missverständnisse wieder aus der Welt zu räumen oder um sie zu vergrößern? _____

_____

Glücklich ist, wer vergisst

Es ist meist der Weg hin zu Kommunikations- und Aufmerksamkeitseinbußen mittels gesprochener oder geschriebener Sprache, der als belastend erlebt wird. Ist man dort aber einmal angekommen, könnte man sagen, dass das Sprichwort »Glücklich ist, wer vergisst, was doch nicht zu ändern ist« aus der Operette »Die Fledermaus« in vielen Fällen seine Gültigkeit bekommt.

Stellen wir uns einmal vor, Sie oder ich kommen tatsächlich irgendwann im Leben dort hin. Wir befinden uns nun schon in einer Pflegeeinrichtung oder werden zu Hause rund um die Uhr versorgt. Schon das Wort »Pflegeheim« oder gar »Demenzstation« lässt meist sämtliche Alarmglocken schrillen. Gerne im Erdgeschoss gelegen, mit Gartenzugang, der Saft eingedickt, die Luft süßlich. Ein Ort der kontrollierten Dauerüberwachung.

Und »Demenz« ist ja, wie wir wissen, ein Zustand »ohne« Geist!? Eine Demenzstation ist demnach ein Ort »ohne Denkkraft«? Was genau könnte man sich unter so einem »geistlosen« Ort vorstellen? Leere Körper, die auf Gängen herumwandern oder im Sitzen ins Leere starren. Leere Blicke, die leere Handlungen vollziehen und dabei ins Leere greifen? Alles »ohne Geist«? Und wenn dem so wäre, wäre der Zustand tatsächlich aussichtslos.

Genau an dieser Aussichtslosigkeit sollte hier gedreht werden. Wir wissen zum gegenwärtigen Zeitpunkt nicht, *wie* man seine verbalen und motorischen Ausdrucksmöglichkeiten abschält. Es steht nur fest, dass Betroffene sich immer weniger artikulieren können und im sehr fortgeschrittenen Demenz-

stadium auch motorisch oft immer weniger Handlungsspiel-
raum zur Verfügung haben.

Denkvorgänge können nicht direkt beobachtet werden. Wo
genau sollte man da auch hinschauen? Vielmehr können die
Verhaltensweisen eines Menschen beobachtet, bewertet und
(hypothetisch) erklärt werden. Im Falle der Bewohner einer Demenzstation im Pflegeheim wurden diese Verhaltensweisen von
den Beobachtern als »dement« eingestuft, in der Regel bereits in
einer »schweren« Ausprägung.

Hier wird die Existenz und Diagnostik der schweren Demenz ganz realistisch vorausgesetzt – man setzt dort an, wo
Menschen ihren Alltag alleine nicht mehr meistern könnten,
dort, wo Menschen sich an örtliche, zeitliche, situative und
persönliche Informationen nicht mehr oder nur mehr sehr
eingeschränkt erinnern können und wo auch die Ausdrucksmöglichkeiten deutlich nachgelassen haben. Natürlich wird damit bereits eine diagnostische Einstufung vorausgesetzt. Aber
ebenso gut wäre es möglich, die verbalen Unterhaltungen mit
Menschen zu beschreiben, die im Alltag nicht mehr »funktionieren«, weil sie etwa nicht mehr wissen, wie sie heißen, wo sie
wohnen oder was sie eigentlich gerade tun wollten, ohne dabei
das Wort »Demenz« in den Mund zu nehmen.

Es geht hier letztendlich um die Neubewertung all jener
Symptome, die schließlich unter dem Begriff »Demenz« sum-
miert werden, und die Frage, inwieweit man diese Beobachtungen auch anders bewerten und erklären könnte.

Sprechen bedeutet Lautäußerungen, Lippen- und Zungenbewegungen zu vollziehen, die von klein auf als sinnvoll an-
trainiert wurden. Ist der Zuhörer der jeweiligen gesprochenen
Sprache mächtig, wird er die Lautäußerungen, die Lippen- und
Zungenbewegungen erkennen, als solche, die er auch selbst
zu formen imstande ist. Schon befindet man sich mitten in einem Gespräch. Genau diese Fähigkeiten des Formulierens und
Wiedererkennens von Sprachäußerungen fällt Menschen mit

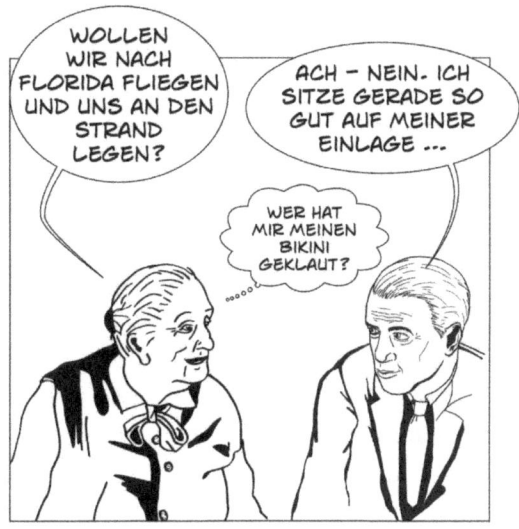

Abb. 21: Wer die Wahl hat, hat die Qual

schwerer Demenz zunehmend sehr *schwer*. Das ist eine Tatsache, eine Beobachtung, an der man nichts beschönigen kann. Wie man diese Beobachtung dann bewertet und erklärt, ist wieder eine ganz andere Frage und lässt einen breiten Spielraum an Möglichkeiten offen. Wenn wir diesen Spielraum betreten, eröffnen sich neue Sichtweisen und Handlungsoptionen. Dies ist Sinn und Zweck meines Buchs.

Nun – wenn Sie nun aber die Wahl haben, im Aufenthaltsraum einer »Demenzstation« zu sitzen, auf einer Einlage und ohne ein Wort zu sprechen, oder aber in Florida am Strand zu liegen, mit einem Drink, in Badehose oder Bikini und mit Ausblick auf das Meer – wie werden Sie sich entscheiden? Werden Sie sich für ein Nachlassen von Unterscheidungskompetenz, Kommunikationsfähigkeit und Aufmerksamkeit entscheiden, weil eine Demenz so schön präsent macht, oder lieber doch nicht?

Diese Frage ist nicht schwer zu beantworten, denn wer gibt schon gerne etwas her, das man sich davor mühsam erarbeitet hat? Wenn man die Wahl hat, wird man es lieber behalten wollen. Dazu bedarf es aber der aktiven Mithilfe des Gegenübers.

Abweichungen im Alltag oder Veränderungen in der Wohnsituation können für einen Menschen mit Demenz dramatische Auswirkungen haben. Dieses Problem, sich nicht mehr ausreichend orientieren zu können und sich manchmal im Alltag nicht mehr zurechtzufinden, betrifft die »Desorientierungsanfänger« in besonderem Maße, da sie ihre »Fehler« erkennen und versuchen, sie möglichst unbemerkt zu korrigieren. Es wird kompensiert, was das Zeug hält. Es wird kompensiert, weil das Nichtwissen von basal erscheinenden Informationen in unserer Gesellschaft nicht toleriert wird.

Wer nicht mehr weiß, wo er wohnt, wie er heißt oder was er eigentlich gerade tun wollte, der gerät schnell auf die »schiefe Bahn«. Normal ist das jedenfalls nicht. Und genau diese Verhaltensweisen machen allen Seiten Angst – den Angehörigen, die voller Sorge den »Abbauprozess« beobachten, und den betroffenen Menschen, die immer verzweifelter versuchen, die Fassade aufrechtzuerhalten.

Es kann jedoch nur »verloren gehen«, was man davor schon »erworben« hat. Das einmal Erworbene war allerdings auch nicht immer vorhanden – sonst würde man ja nicht von »Lernen« sprechen. Alles, was man weiß, hat man einmal gelernt (wer man ist, wo man ist, was man ist) und muss sich dieses Gelernte immer wieder in »Erinnerung rufen«. Wir machen das den ganzen Tag lang, unbewusst.

Wenn man morgens aus dem Bett steigt, setzt man voraus, dass man in jenem Bett liegt, in dem man abends schlafen gegangen ist, dass man immer noch ein und dieselbe Person ist, einen Namen hat, den man seit seiner Geburt trägt etc. Indem man in einer bestimmten Umgebung mit anderen Menschen interagiert, werden diese Muster, die man als fixe Parameter annimmt, permanent am Leben erhalten.

Stimmigkeit und Passung

Wie wäre es, wenn man morgens aufwacht und die Wohnung nicht mehr erkennen kann. Dann wird man auch noch mit einem Namen angesprochen, den man noch nie zuvor gehört zu haben meint. Man hat das Gefühl der »Stimmigkeit« verloren. Sich erinnern heißt ja, dass es ein inneres Gefühl der Stimmigkeit gibt. Man weiß, dass man an einem Ort schon einmal war, auch wenn er sehr wohl jeden Tag etwas anders aussieht. Man hat ein inneres Gefühl, dass das »Äußere« zum »Inneren« passt.

Und diese Passung, diese sonst automatisch ablaufende Stimmigkeit zwischen Innenleben und Außenwelt, geht einem Menschen mit Demenz »verloren«. Seine Welt wird tatsächlich zu seiner Welt, die Außenwelt wird zunehmend fremd und unheimlich, aber ebenso die Innenwelt. Wenn ich nicht mehr weiß, wer ich bin, und auch nicht, wo ich bin, dann bleibt mir nur das Kreisen in zirkulären, fragenden Gedanken und die Hilfe des Gegenübers, um mich wieder in mir und um mich herum zurechtfinden zu können – und dies in jedem Moment aufs Neue.

Im Zuge einer Demenz verändert sich die Bedeutung von Begriffen oft dramatisch. Der Mensch zieht sich, wenn er sich unverstanden fühlt, immer mehr in sich zurück. Und auch die Bezugspersonen ziehen sich zurück, weil sie das Gefühl haben, den Menschen mit Demenz nicht erreichen zu können, nicht in sein Inneres vordringen zu können. Beide Seiten fühlen sich auf dramatische Weise unverstanden. Die Stimmigkeit und Passung ist scheinbar verloren gegangen. Tatsächlich kann man sie aber wiederfinden, wenn man sich empathisch und liebevoll auf den Menschen mit Demenz einlässt und auch selbst sein Suchen nach Nähe aushalten kann.

Ressourcen statt Defizite

Meist handelt es sich um Familienangehörige, die mit dem von einer Demenz betroffenen Menschen zusammenleben und sein Verhalten interpretieren. Jemand, der »immer schon« sehr vergesslich und desorientiert war, wird es nicht plötzlich »seltsam« finden, wenn er vergesslich und desorientiert ist, ebenso wenig, wie es der Umgebung als Veränderung auffallen wird. Somit wird dieser Mensch auch keine »Demenz« diagnostiziert bekommen. Und jemand, der seine Vergesslichkeit lange Zeit kompensieren kann, wird ebenso lange durch das diagnostische Raster fallen.

Diese Kompensationsleistungen können beachtliche Ausmaße annehmen, die kompensierenden Ressourcen können gewaltig sind, bis sich die Veränderungen im Verhalten irgendwann nicht mehr verheimlichen lassen. Oft gelingt es über eine lange Zeitspanne, Erinnerungslücken zu kaschieren, indem beispielsweise alle wichtigen Daten auf Zettelchen notiert werden (Name, Datum, Wohnort, Geburtstag …) und bei »unangenehmen« Fragen der Umgebung gekonnt unter dem Tisch gezückt werden. Der Kreativität sind hier keine Grenzen gesetzt. Dies ist ein wunderbar ressourcenorientierter Ansatz. Wo eine Fähigkeit nicht mehr zugänglich ist, wird sie durch Handlungsalternativen ersetzt. Und derer gibt es viele.

Neurodegenerative Prozesse sind ein Aspekt neurokognitiver Störungen, aber nicht – und das ist der zentrale Punkt – der einzig relevante Aspekt. Hier lebt immer noch ein Mensch, der nicht nur über ein Gehirn, sondern auch über einen Körper verfügt, eingebettet in ein soziales Gefüge und eine Umwelt.

Auch gibt es präventiv einiges zu tun. An der eigenen Bildung und einem reflektierten und durch mannigfaltige Eindrücke angereicherten Leben kann man schließlich ebenso arbeiten wie an einer guten sozialen Vernetzung. Es gibt durchaus Men-

schen, die im Alltag gar nicht mehr zurechtkommen, nich
sen, wer sie sind und wo sie gerade sind, und dennoch *norma*
Unterhaltungen führen können, wenn sie sich auch nach einigen Minuten an den Inhalt des Gesprächs nicht mehr erinnern können. Und dies ist im Grund genommen eine höchst beachtliche Leistung.

Liegt das jedoch nur an den Restkapazitäten des bereits durch neurodegenerative Prozesse schwer geschädigten Gehirns oder hat die Haltung des Gesprächspartners hier auch einen Einfluss auf die Kommunikation? Es wäre – nach allem, was hier bereits erörtert wurde – merkwürdig, wenn es nicht so wäre.

Ist alles, was uns Menschen in unserem »Kern« ausmacht, alles, was unseren »Verstand« und auch unser »Fühlen« ausmacht, *letztlich* ausschließlich im Gehirn und nur dort zu finden, oder spielen der Körper und die Körpersprache, Beobachter, sowie die Mit- und die Umwelt nicht auch eine Rolle, wenn es darum geht, das menschliche Denken und Fühlen zu verstehen?

Tatsächlich ermunterten Ansätze wie jene zur »Realitätsorientierung«[114] dazu, Menschen mit Demenz durch gezieltes Training permanent zu reorientieren – dies natürlich, wie bereits erwähnt, nicht auf eine belehrende oder korrigierende Weise, sondern nur, falls es auch entsprechend gewünscht wird (im Idealfall). Gewöhnlich wird dieser Ansatz als konträr zur Validation nach Naomi Feil[115] oder auch zur Integrativen Validation nach Nicole Richard[116] angesehen. Dennoch birgt die Validation auch gewisse »Gefahren«:

> »So wäre etwa zu fragen, ob aufgrund bestimmter Regeln der Integrativen Validation nicht die Gefahr besteht, Personen mit Demenz zu unterfordern und eventuell noch vorhandene Ressourcen nicht wahrzunehmen und dann entsprechend nicht zu fördern.«[117]

n wertschätzend anzunehmen, ihr Denken und
widerzuspiegeln, nicht nach dem »Warum« zu
f diese Weise einen Raum herzustellen, der es
bt, selbst eine Lösung im Rahmen der Möglich-
n.

Letztendlich ist Kommunikation im Alltag aber immer ein
Wechselspiel, ein Tanz, und in diesem Wechselspiel können sich
Beeinträchtigungen des Gedächtnisses und vieles mehr »verlieren«, so wie man ein Loch in einer Socke auch wieder stopfen
kann. Es ist nur die Frage, wer beim Tanz die Führung übernimmt und wer sich vom anderen führen lässt, sodass es für
den Beobachter keinen Unterschied macht, ob einer der Tanz-
partner blind, gehörlos, einbeinig oder eben vergesslich, desorientiert oder sonst etwas ist oder nicht.

Wir haben schließlich festgestellt, dass es uns nicht gelingen
wird, wie sehr wir es auch versuchen, einen »Geist« oder »Verstand« ausfindig zu machen, der sich als solcher »bezeichnen«
lässt. Und wenn wir einen solchen Geist nicht finden können,
dann bleibt die Frage im Raum hängen, wie man ihn dann »verlieren« können soll. Es ist unmöglich! Man kann seinen Geist
nicht verlieren. Sehr wohl aber seine Fähigkeit, mit sich selbst
und anderen in einen kommunikativen Austausch zu gehen.
Und je mehr man diese Fähigkeit abschält, desto mehr steigt
das Bedürfnis, von anderen abgeholt und angenommen zu werden – letztendlich, geliebt zu werden.

Wenn ich selbst keine Initiative mehr ergreifen kann, weil
mir die Ausdrucksmöglichkeiten dafür fehlen, muss ich darauf
hoffen, dass sich jemand findet, der für mich spricht und mich
mit meinem ganzen Sein berührend auffängt. Somit wäre eigentlich alles gesagt. Jetzt geht es nur noch darum, diese Ideen
lebendig werden zu lassen, sodass sich das potenzielle Schreck-
gespenst namens »Demenz« wenigstens für einen kurzen Moment – also JETZT – in Luft auflösen kann.

Merksätze

Schreiben und lesen Sie, solange Sie schreiben und lesen können. Denken Sie in alle erdenklichen Bereiche und treten Sie in Interaktion mit Ihren Mitmenschen, auch wenn Ihnen Begriffe nicht einfallen und Sie mitunter »seltsam« reagieren.

Und vor allem:

Seien Sie gnädig mit Ihren »Fehlern« und schauen Sie stattdessen darauf, was Sie gut können!

Je besser ein Mensch mit verschiedensten Aspekten des Daseins vernetzt ist, desto besser ist auch das mit dem Menschen gekoppelte Gehirn vernetzt und »trainiert«. Wo sich jedoch das Netz auflöst, die soziale, kommunikative Koppelung wegfällt, da verlieren sich auch die daran gekoppelten Fähigkeiten. Ein Fußball macht auch nur Sinn, wenn es jemanden gibt, der ihn mit seinem Fuß (oder wahlweise auch Kopf) trifft. Ziehen Sie sich daher nicht zurück, weil bestimmte Verhaltensweisen sich mit zunehmendem Alter verändern. Bleiben Sie am Ball und trippeln Sie munter weiter.

Denk- und Schreibaufgabe

Wie wäre es, wenn eine gute Fee »Alzheimer« im Sinne einer reinen »Verlust«-Diagnose einfach wegzauberte? _____

_____

Was änderte sich dadurch, wenn Sie an das Altwerden denken? _____

_____

Wie wäre es, wenn wir die Demenz als »Zustand ohne Geist« für immer vergessen und stattdessen den Fokus auf die stets vorhandenen Kommunikationsfähigkeiten richten, sowie auf den Gewinn an Präsenz und Nähe? _____
_____

Wiederholung der Merksätze von Schritt 5

- Wenn man die Vergangenheit und die Zukunft völlig vergessen hat, bleibt einem nichts anderes übrig, als präsent zu sein.
- Was man im Hier und Jetzt braucht, ist Nähe und Zuneigung.
- Das »Denken« zeigt sich in Form der Gespräche, die wir tagtäglich führen, und in Form der Handlungen, die wir tagtäglich scheinbar automatisch vollziehen.
- Wenn sich die äußeren, anerzogenen, kommunikativen Schalen eines Menschen im Zuge einer Demenz abgeschält haben, kommt häufig das Innerste zum Vorschein: ohne Wenn und Aber geliebt zu werden.
- In einem sehr fortgeschrittenen Demenzstadium ist Präsenz gefragt. Einfach da sein.
- Wenn Sie noch nie einen Menschen im fortgeschrittenen Stadium einer Demenz einfach nur begleitet haben, ohne viel dabei zu denken, dann ist jetzt vielleicht der richtige Zeitpunkt dafür.
- Reisen Sie nicht nach Indien, um Meditation zu lernen – gehen Sie einfach in das nächste Pflegezentrum und setzen Sie sich zu einem Menschen mit Demenz in einem fortgeschrittenen Stadium in den Aufenthaltsraum.
- Schreiben und lesen Sie, solange Sie schreiben und lesen können, denken Sie in alle erdenklichen Bereiche und treten Sie in Interaktion mit Ihren Mitmenschen, auch wenn Ihnen Begriffe nicht einfallen und Sie mitunter »seltsam« reagieren.
- Und vor allem (hatten wir das schon?): Seien Sie gnädig mit Ihren »Fehlern« und schauen Sie stattdessen darauf, was Sie gut können!

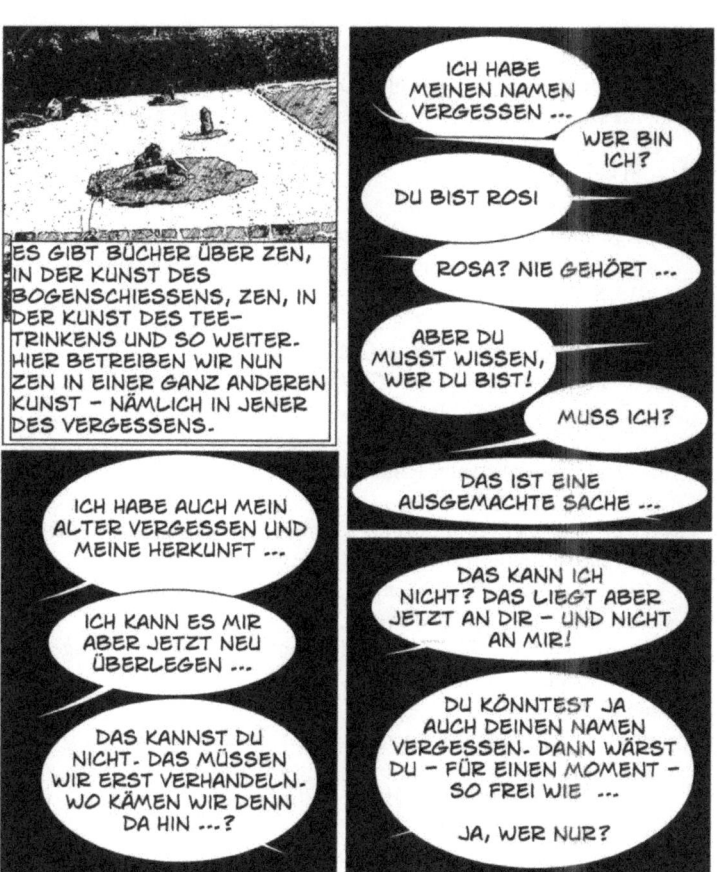

ES GIBT BÜCHER ÜBER ZEN, IN DER KUNST DES BOGENSCHIESSENS, ZEN, IN DER KUNST DES TEE-TRINKENS UND SO WEITER. HIER BETREIBEN WIR NUN ZEN IN EINER GANZ ANDEREN KUNST – NÄMLICH IN JENER DES VERGESSENS.

ICH HABE AUCH MEIN ALTER VERGESSEN UND MEINE HERKUNFT ...

ICH KANN ES MIR ABER JETZT NEU ÜBERLEGEN ...

DAS KANNST DU NICHT. DAS MÜSSEN WIR ERST VERHANDELN. WO KÄMEN WIR DENN DA HIN ...?

ICH HABE MEINEN NAMEN VERGESSEN ...

WER BIN ICH?

DU BIST ROSI

ROSA? NIE GEHÖRT ...

ABER DU MUSST WISSEN, WER DU BIST!

MUSS ICH?

DAS IST EINE AUSGEMACHTE SACHE ...

DAS KANN ICH NICHT? DAS LIEGT ABER JETZT AN DIR – UND NICHT AN MIR!

DU KÖNNTEST JA AUCH DEINEN NAMEN VERGESSEN. DANN WÄRST DU – FÜR EINEN MOMENT – SO FREI WIE ...

JA, WER NUR?

Anmerkungen

1   Vgl. zum Stigma Demenz Innes (2014, S. 70 f.).
2   Zur Kraft, die Metaphern auf unser Denken ausüben, siehe Lakoff u. Johnson (2014).
3   Cummings, Houlihan a. Hill (1986). Lesefähigkeit ist jedoch nicht gleich Leseverständnis. Denn diese Fähigkeit, Bedeutung zu generieren, nimmt im Verlauf einer DAT (Demenz vom Alzheimer-Typ) sehr wohl kontunierlich ab.
4   Von lat. mens: »Denkkraft, Geist«; siehe auch http://www.bundes gesundheitsministerium.de/service/begriffe-von-a-z/d/demenz.html.
5   Siehe hierzu die Diagnostischen Kriterien DSM-5®, Falkai u. Wittchen (2015, S. 325 ff.).
6   Vgl. Lehrner et al. (2011, S. 376).
7   Dilling, Mombour u. Schmidt (2015, S. 74 ff.).
8   Grabowski (2008), Stopford et al. (2007, p. 846).
9   Goldenberg (2017, S. 22).
10 Schiller (1999, S. 67).
11 Siehe http://www.gianlucagimini.it/prototypes/velocipedia.html.
12 Böhme (2008, S. 41).
13 Vgl. das Kapitel Kommunikationsmanagement (nicht-medikamentöse Therapie) in Böhme (2008, S. 63 ff.).
14 Wie bei der Alzheimer-Krankheit mit präsenilem Beginn (vgl. Dilling, Mombour u. Schmidt 2015, S. 76).
15 Für ein häufig zitiertes Vorzeige-Demenzdorf siehe: http://hogeweyk. dementiavillage.com/en/
16 Taylor (2008).
17 Für eine Literaturübersicht zu Berichten von Menschen mit Demenz siehe Innes (2014, S. 172).
18 Goldsmith (1996); Innes (2014, S. 96 ff.).
19 Goldenberg (2017, S. 7).
20 Hughes, Louw a. Sabat (2006, p. vii).
21 Bateson (1999, S. 582).
22 Böhm (1999).
23 Siehe hierzu den »Leitfaden zur Erfassung des psychopathologischen Befundes« von Fähndrich u. Stieglitz (2016).
24 »Der grundlegende Text von Goldsmith (1996): ›Hearing the voice of people with Dementia‹ hat eindeutig festgestellt, dass es sowohl möglich als auch wünschenswert sei, mit Menschen mit Demenz zu

kommunizieren, und zwar während des gesamten Krankheitsverlaufs«
(Innes 2014, S. 97).

25 Im Sinne von Tom Kitwood (Kitwood 2013).
26 Lehrner et al. (2011, S. 376).
27 Taylor (2008, S. 76).
28 Der Gedanke, dass es sich bei Vertrauen um einen Mechanismus der
    Komplexitätsreduktion handelt, findet sich bei Luhmann (2014).
29 Gemäß ICD-10 (Dilling, Mombour u. Schmidt 2015, S. 76).
30 Perneczky et al. (2011).
31 Perneczky et al. (2011, S. 325).
32 Simon (1999, S. 183).
33 Dilling, Mombour u. Schmidt (2015, S. 74 ff.).
34 Bödecker (2015, S. 53 ff.).
35 Bödecker (2015, S. 54).
36 Watzlawick (1988).
37 Für einen Überblick zur Reorientierung siehe Spector et al. (2000).
38 Gemäß ICD-10 (Dilling, Mombour u. Schmidt 2015, S. 74 f.).
39 Folstein et al. (1975).
40 Sunderland et al. (1989).
41 Kurz (2002, S. 32).
42 Jahn u. Werheid (2015, S. 40 ff.)
43 Siehe zu den Vorzügen und Mängeln des Mini-Mental-Status-Tests
    Jahn (2012, S. 141) sowie Jahn u. Werheid (2015, S. 41).
44 Siehe Wallesch u. Förstl (2012, S. 201), Petersen et al. (1999).
45 Schaub u. Freyberger (2012, S. 111).
46 Kitwood (2013, S. 30).
47 Goldenberg (2017, S. 16).
48 Böhm (1999, S. 102).
49 Siehe zu diesen vier Möglichkeiten und v. a. zur »sowohl p, als auch
    q«-Position Simon (2001, S. 160 ff.).
50 Siehe zur Beobachtung der Beobachtung oder »Kybernetik 2. Ord-
    nung«, die auf Heinz von Foerster zurückgeht, beispielsweise Simon
    (1999, S. 41 f.).
51 Bickel (2012, S. 23).
52 Lehrner et al. (2011, S. 377).
53 Bickel (2012, S. 25).
54 Bickel (2012, S. 23).
55 Siehe beispielsweise für konnektionistische Modelle in der Neuro-
    psychologie Goldenberg (2017, S. 5 ff.).
56 Siehe hierzu auch Christoph-Gaugusch (2008).
57 Maturana u. Varela (1987, S. 195 f.).
58 Es handelt sich in dem Fall eines Notizbucheintrags daher meines Er-
    achtens nicht um einen »ausgedehnten Geist«, wie Andy Clark und
    David Chalmers in ihrem oft zitierten Beispiel von Otto, welcher

an Alzheimer erkrankt ist, behaupten (vgl. Clark a. Chalmers 2017, S. 205 ff.), sondern nur um Zeichen auf einer Unterlage, die aber noch von jemandem entziffert werden müssen.

59 Schmidtke u. Otto (2012, S. 203), Perneczky et al. (2011).

60 Bickel (2012, S. 28).

61 Schmidtke u. Otto (2012, S. 203).

62 Perneczky et al. (2011, S. 329).

63 Perneczky et al. (2011, S. 332).

64 Von lat. deficere: »ermangeln, weniger werden«.

65 Vgl. Simon (2001, S. 18 ff.).

66 Folstein et al. (1975).

67 Zum Beispiel über ein semantisches Differenzial; siehe Osgood, Suci a. Tannenbaum (1975).

68 Dammert et al. (2016, S. 74).

69 Simon (2001, S. 19).

70 Siehe dazu Gaugusch (2006) und Christoph-Gaugusch (2008).

71 Arist von Schlippe in Eder (2007, S. 11).

72 Siehe http://www.pflegewiki.de/wiki/Nahrungsdarreichung.

73 Über das Einschleichen von Metaphern in das Gehirn, die schließlich unser Denken und Handeln steuern, siehe Lakoff u. Wehling (2016).

74 Vgl. etwa Sachweh (2000).

75 Ihl u. Frölich (1991)

76 Reisberg et al. (1982).

77 Reisberg a. Ferris (1988).

78 Reisberg (1988).

79 Ihl u. Frölich (1991, S. 5).

80 Reisberg et al. (1999).

81 Zur Wirkung von Sprachbildern siehe wiederum Lakoff u. Johnson (2014).

82 Sachweh (2000, S. 27).

83 Auszug 9 Interviewtranskript: KO1_I_A_Polenta (examinierte Pflegefachperson), Dammert et al. (2016, S. 62).

84 Harry Cayton (Empfänger des Alzheimer Europe Award 2004) kritisiert den Ansatz Reisbergs ebenso scharf: »People with Dementia are not going backwards; they are not going round in circles. They are going forwards, on a journey many of us will have to go on but none of us wants to make. They carry their childhood with them, as they do all the ages of their lives. We shall care best, and be cared for best, if we accept the child in all of us but never forget, however disabled, we have grown into adults« (Cayton 2006, p. 285).

85 Der Begriff des »Sprachspiels« geht auf die Spätphilosophie Ludwig Wittgensteins (1997) zurück.

86 Kitwood (2013, S. 31).

87 Müller-Hergl (2003, S. 2).

88 Beispielsweise Normann et al. (1998; 2002; 2005).

89 Kitwood (2013, S. 328 f.).

90 Vgl. »The Presence Care Project« (2017).

91 Baer u. Schotte-Lange (2013, S. 13).

92 Gründe für einen »aktiven Rückzug« (psychological flight/withdrawal) des Menschen mit Demenz im Pflegekontext beschreiben z. B. Norberg, Melin a. Asplund (1986, p. 316).

93 Ob es sich um einen Verlust von Inhalten handelt oder aber um einen blockierten Zugriff ist zurzeit nicht geklärt, siehe hierzu beispielsweise Stopford et al. (2007, p. 846).

94 Bruhns, Lakotta u. Pieper (2013, S. 231).

95 Gemäß Ludwig Wittgensteins Spätphilosophie (Wittgenstein 1997).

96 Siehe zum »überwachenden Aufmerksamkeitssystem« Goldenberg (2017, S. 263 ff.).

97 Rohra (2012, S. 16).

98 Suzuki (1996, S. 35).

99 Zitiert nach Hashi, Gabriel u. Haselbach (2007, S. 43).

100 Kitwood (2013, S. 144).

101 Gray-Davidson (1993, p. 144 – übersetzt von der Autorin).

102 Siehe hierzu auch »Das Herz wird nicht dement« von Baer u. Schotte-Lange (2013).

103 Siehe hierzu Kurz u. Wilz (2011, S. 340).

104 Böhm (1999, S. 55f.).

105 Böhm (1999, S. 29).

106 Böhm (1999, S. 30).

107 Etwa durch Realitätsorientierungstraining (reality orientation training), erstmals beschrieben von Taulbee a. Folsom (1966). Für einen Überblick siehe Spector et al. (2000).

108 Siehe http://www.motogeragogik.at

109 Feil u. de Klerk-Rubin (2013, S. 12).

110 Feil u. de Klerk-Rubin (2013, S. 12).

111 Moreau (2010, S. 15).

112 Richard (2010, S. 6f.).

113 Watzlawick, Beavin u. Jackson (1996, S. 53).

114 Greene et al. (1983).

115 Feil u. de Klerk-Rubin (2013).

116 Richard (2009; 2010).

117 Dammert et al. (2016, S. 53).

118 Sellner (2014, S. 240).

119 Der Verlag übernimmt keine Verantwortung bezüglich weiterführender Links dieser Internetseiten.

Weiterführende Informationen

Hier finden Sie eine kleine Auswahl an weiterführender Literatur, um die Koppelung des Menschen mit Demenz an Vorhandenes aufrechtzuerhalten und zu verbessern sowie einen verkörperten Zugang zur Kognition zu unterstützen:

Bell. V. et al. (2007): So bleiben Menschen mit Demenz aktiv. 17 Anregungen nach dem Best-friends-Modell. München (Reinhardt).

Bendlage, R. et al. (2009): Gärten für Menschen mit Demenz und Alzheimer. Stuttgart (Ulmer).

Ebbert, B. u. S. Klöpper (2016): Duftgeschichten für Senioren: mit Anregungen und Rezepten aus der Aromapflege. Mülheim an der Ruhr (Verlag an der Ruhr).

Eisenburger, M. (2012): Menschen mit Demenz verstehen: Bewegung baut Brücken (Altenpflege). Hannover (Vincentz).

Eisenburger, M. (2015): Aktivieren und Bewegen von älteren Menschen. Aachen (Meyer & Meyer).

Eisenburger, M., E. Gstöttner u. T. Zak (2012): In Bewegungsrunden aktivieren: Ideen und Anregungen aus der Psychomotorik (Altenpflege). Hannover (Vincentz).

Friese, A. u. E. Prang (2011): Aktivierungskarten für die Kitteltasche 2: die besten Ideen für das kurze Gedächtnistraining (Altenpflege). Hannover (Vincentz).

Friese, A. u. E. Prang (2013): Aktivierungskarten für die Kitteltasche 1: die besten Ideen für das kurze Gedächtnistraining (Altenpflege). Hannover (Vincentz).

Goldschmidt, B. u. N. van Meines (2015): Handmassage bei Demenz und in der Palliativpflege: »Nimm meine Hand ...«. Dortmund (modernes leben).

Jettenberger, M. u. S. Moser-Patuzzi (2016): Sinnesaktivierungen für Bettlägerige: Karten-Set mit Ideen für die Pflegepraxis. Mülheim an der Ruhr (Verlag an der Ruhr).

Kalbanter-Wernicke, K., T. Wernicke u. B. Mai (2013): Samurai-Shiatsu: Bewegen und Bewegtwerden für Senioren. München (Kiener).

Muthesius, D. et al. (2010): Musik Demenz Begegnung: Musiktherapie für Menschen mit Demenz (Demenz Support Stuttgart). Frankfurt/Main (Mabuse).

Oswald, W. D. (2014): Aktiv gegen Demenz: Fit und selbstständig bis ins hohe Alter mit dem SimA® Gedächtnis- und Psychomotoriktraining. Göttingen (Hogrefe).

Paul, L. (2015): Das große Beschäftigungsbuch für Menschen mit Demenz. Karlsruhe (SingLiesel).

Radenbach, J. (2014): Aktiv trotz Demenz. Handbuch für die Aktivierung und Betreuung von Demenzerkrankten. Hannover (Schlütersche).

Strätling, U. (2015): So ein schöner Tag: Vorlesegeschichten für Menschen mit Demenz. Gießen (Brunnen).

Strätling, U. (2015): Omas Kuchen ist der beste: Geschichten zum Vorlesen für Demenzkranke. Gießen (Brunnen).

Weiner, B. u. L. Paul (2016): Kreatives Gestalten mit Senioren: mit Vorlagen und detaillierten Anleitungen. Karlsruhe (SingLiesel).

Willig, S. u. S. Kammer (2012): Mit Musik geht vieles besser: Der Königsweg in der Pflege bei Menschen mit Demenz (Altenpflege). Hannover (Vincentz).

Eine kleine Auswahl nützlicher Links[119]

https://www.deutsche-alzheimer.de
Website der deutschen Alzheimer Gesellschaft.

http://www.alzheimer-gesellschaft.at
Website der österreichischen Alzheimer Gesellschaft.

http://www.alzheimer-hilfe.at/index.html
MAS Alzheimer-Hilfe Österreich.

http://www.alz.ch
Website der schweizerischen Alzheimer Gesellschaft

http://www.alzheimer-europe.org
Dachverband der europäischen Alzheimergesellschaften

http://www.patientenleitlinien.de/Demenz/demenz.html
Website mit medizinischen Informationen für Menschen mit Demenz

http://www.wegweiser-demenz.de/startseite.html
Website des Bundesministeriums für Familie, Senioren, Frauen und Jugend als Wegweiser durch den Demenz-Dschungel

http://www.bradford.ac.uk/health/dementia/dementia-care-mapping/
Website zum Dementia Care Mapping TM

https://www.meduniwien.ac.at/Neurologie/gedamb/diag/diag09.htm
  Der Mini-Mental-Status – ein Demenz-Screeningverfahren zum Aus-
  drucken.

https://freshminder.de
  Fresh Minder, Hirnleistungstraining für jedes Alter und zum Trainieren zu Hause

https://www.neuronation.de
  NeuroNation Gehirnjogging für zu Hause

https://www.motopaedie-verband.de
  Motogeragogik in Deutschland

http://akmoe.at
  Aktionskreis Motopädagogik Österreich

http://www.motogeragogik.at
  Motogeragogik in Österreich

http://aceki.de
  Shiatsu im Pflegekontext und für Menschen mit Demenz

Literatur

Ascott, R. (ed.) (2006): Engineering nature. Art & consciousness in the post-biological era. Bristol/Portland (Intellect).

Baer, D. u. G. Schotte-Lange (2013): Das Herz wird nicht dement. Rat für Pflegende und Angehörige. Weinheim (Beltz).

Bateson, G. (1999): Ökologie des Geistes. Anthropologische, psychologische, biologische und epistemologische Perspektiven. Frankfurt a. M. (Suhrkamp).

Bickel, H. (2012): Epidemiologie und Gesundheitsökonomie. In: C.-W. Wallesch u. H. Förstl (Hrsg.): Demenzen. Stuttgart/New York (Thieme), S. 18–35.

Bödecker, F. (2015): Paarkonflikte bei Demenz. Vom Finden einer neuen Balance zum Finden einer neuen Basis. Weinheim (Beltz Juventa).

Böhm, E. (1999): Verwirrt nicht die Verwirrten. Neue Ansätze geriatrischer Krankenpflege. Bonn (Psychiatrie-Verlag).

Böhme, G. (2008). Förderung der kommunikativen Fähigkeiten bei Demenz. Bern (Hans Huber).

Bruhns, A., B. Lakotta u. D. Pieper (Hrsg.) (2013): Demenz. Was wir darüber wissen, wie wir damit leben. München (Goldmann).

Cayton, H. (2006): From childhood to childhood? Autonomy and dependence through the ages of life. In: J. C. Hughes, S. J. Louw a. S. R. Sabat (eds.): Dementia. Mind, meaning, and the person. Oxford/New York (Oxford University Press), pp. 277–286.

Christoph-Gaugusch, A. (2008): Philosophie eines Ungeborenen. Wien (Passagen).

Clark, A. u. D. Chalmers (2017): Der ausgedehnte Geist. In: J. Fingerhut, R. Hufendiek u. M. Wild (Hrsg.): Philosophie der Verkörperung. Grundlagentexte zu einer aktuellen Debatte. Berlin (Suhrkamp), S. 205–223.

Cummings, J. L., J. P. Houlihan a. M. A. Hill (1986): The pattern of reading deterioration in dementia of the Alzheimer type: observations and implications. *Brain and Language* 29: 315–323.

Dammert, M. et al. (2016): Person-Sein zwischen Anspruch und Wirklichkeit. Weinheim/Basel (Beltz Juventa).

Dilling, H., W. Mombour u. M. H. Schmidt (Hrsg.) (2015): ICD-10. Internationale Klassifikation psychischer Störungen. ICD-10 Kapitel V (F). Klinisch-diagnostische Leitlinien. Bern (Hogrefe), 10. Aufl.

Eder, L. (2007): Psyche, Soma und Familie. Theorie und Praxis einer systemischen Psychosomatik. Stuttgart (Kohlhammer).

Fähndrich, E. u. R.-D. Stieglitz (2016): Leitfaden zur Erfassung des psychopathologischen Befundes: Halbstrukturiertes Interview anhand des AMDP-Systems. Göttingen (Hogrefe), 4. Aufl.

Falkai, P. u. H.-U. Wittchen (Hrsg.) (2015): Diagnostische Kriterien DSM-5®. Göttingen (Hogrefe).

Feil, N. u. V. de Klerk-Rubin (2013): Validation in Anwendung und Beispielen. Der Umgang mit verwirrten alten Menschen. München/Basel (Ernst Reinhardt).

Fingerhut, J., R. Hufendiek u. M. Wild (Hrsg.) (2017): Philosophie der Verkörperung. Grundlagentexte zu einer aktuellen Debatte. Berlin (Suhrkamp).

Friedrich-Hett, T., N. Artner u. R. A. Ernst (Hrsg.) (2014): Systemisches Arbeiten mit älteren Menschen. Konzepte und Praxis für Beratung und Psychotherapie. Heidelberg (Carl-Auer).

Folstein, M. F., S. E. Folstein a. P. R. McHugh (1975): »Mini-Mental State«. A practical method for grading the cognitive state of patients for the clinician. Journal of Psychiatric Research 12: 189–198.

Gaugusch, A. (2006): (Re)constructing (non)dualism. In: R. Ascott (ed.): Engineering nature. Art & consciousness in the post-biological era. Bristol/Portland (Intellect), pp. 33–38.

Gimini, G. (2017): Verfügbar unter http://www.gianlucagimini.it [10.11. 2017].

Goldsmith, M. (1996): Hearing the voice of people with dementia. London (Jessica Kingsley).

Goldenberg, G. (2017): Neuropsychologie. Grundlagen, Klinik, Rehabilitation. München (Elsevier).

Grabowski, T. J. (2008): More to MCI than meets the eye. Cortex 44: 753–756.

Gray-Davidson, F. (1993): The Alzheimer's sourcebook for caregivers. A practical guide for getting through the day. Los Angeles (Lowell House).

Greene, J. G. et al. (1983): Reality orientation with elderly patients in the community: an empirical evaluation. Age Ageing 12 (1): 38–43.

Hallauer, F. J. u. A. Kurz (Hrsg.) (2002): Weißbuch Demenz. Versorgungssituation relevanter Demenzerkrankungen in Deutschland. Stuttgart (Thieme).

Hashi, H., W. Gabriel u. A. Haselbach (Hrsg.)(2007): Zen und Tao. Beiträge zum asiatischen Denken. Wien (Passagen).

Hughes, J. C., S. J. Louw a. S. R. Sabat (eds.) (2006): Dementia. Mind, meaning, and the person. Oxford/New York (Oxford University Press).

Ihl, R. u. L. Frölich (1991): Die Reisberg-Skalen. Manual. Deutschsprachige Bearbeitung der Global Deterioration Scale, der Brief Cognitive Rating Scale und des Functional Assessment Staging von Barry Reisberg et al. Weinheim (Beltz Test).

Innes, A. (2014): Demenzforschung. Das Erleben und die Versorgung von Menschen mit Demenz erforschen. Deutschsprachige Ausgabe herausgegeben von Sabine Bartholomeyczik und Margareta Halek. Bern (Hans Huber).

Jahn, T. (2012). Neuropsychologische Diagnostik. In: C.-W. Wallesch u. H. Förstl (Hrsg.): Demenzen (RRN – Referenz-Reihe Neurologie). Stuttgart/New York (Thieme), 2. Aufl., S. 136–150.

Jahn, T. u. K. Werheid (2015). Demenzen. Göttingen (Hogrefe).

Kitwood, T. (2013): Demenz. Der person-zentrierte Ansatz im Umgang mit verwirrten Menschen. Deutschsprachige Ausgabe herausgegeben von Christian Müller-Hergl. Bern (Hans Huber), 6., ergänzte Ausgabe.

Kurz, A. (2002): Stand der Diagnostik. In: F.J. Hallauer u. A. Kurz (Hrsg.): Weißbuch Demenz. Versorgungssituation relevanter Demenzerkrankungen in Deutschland. Stuttgart (Thieme), S. 32–39.

Kurz, A. u. G. Wilz (2011): Die Belastung pflegender Angehöriger bei Demenz. Entstehungsbedingungen und Interventionsmöglichkeiten. *Der Nervenarzt* 82 (3): 336–342.

Lakoff, G. u. M. Johnson (2014): Leben in Metaphern. Konstruktion und Gebrauch von Sprachbildern. Heidelberg (Carl-Auer), 8. Aufl.

Lakoff, G. u. E. Wehling (2016): Auf leisen Sohlen ins Gehirn. Politische Sprache und ihre heimliche Macht. Heidelberg (Carl-Auer).

Lehrner, J. et al. (2011): Klinische Neuropsychologie. Grundlagen – Diagnostik – Rehabilitation. Wien/New York (Springer), 2. Aufl.

Luhmann, N. (2014): Vertrauen. München (UVK/Lucius).

Maturana, H. R u. F. J. Varela (1987): Der Baum der Erkenntnis. Bern/ München/Wien (Scherz).

Moreau, J.-L. (2010): Ein Heimarzt und eine Pflegewissenschaftlerin sprechen über Validation. »Wer zu uns ins Demenz-Zentrum kommt, darf irre und verrückt sein«. *Cura Viva* 2: 14–19.

Müller-Hergl, C. (2003): Dementia Care Mapping: Wahrnehmen und Beschreiben. Verfügbar unter: http://www.mabuse-verlag.de/Downloads/ 1644/152_Mueller-Hergl_Dementia-Care-Mapping.pdf [11.12.2016].

Norberg, A., E. Melin a. K. Asplund (1986): Reactions to music, touch and object presentation in the final stage of dementia. An exploratory study. *International Journal of Nursing Studies* 23 (4): 315–323.

Normann, H. K., K. Asplund a. A. Norberg (1998): Episodes of lucidity in people with severe dementia as narrated by formal carers. *Journal of Advanced Nursing* 28 (6): 1295–1300.

Normann, H. K., A. Norberg a. K. Asplund (2002): Confirmation and lucidity during conversations with a woman with severe dementia. *Journal of Advanced Nursing* 39 (4): 370–376.

Normann, H. K. et al. (2005): Lucidity in a woman with severe dementia related to conversation. A case study. *Journal of Clinical Nursing* 14 (7): 891–896.

Osgood, C. E., G. J. Suci a. P. H. Tannenbaum (1975): The measurement of meaning. Urbana (Univ. of Illinois).

Perneczky, R. et al. (2011): Kognitive Reservekapazität und ihre Bedeutung für Auftreten und Verlauf der Demenz. *Der Nervenarzt* 82 (3): 325–335.

Petersen, R. C. et al. (1999): Mild cognitive impairment: clinical characterization and outcome. *Archives of Neurology* 56: 303–308.

Reisberg, B. et al. (1982): The global deterioration scale for assessment of primary degenerative dementia. *American Journal of Psychiatry* 139 (9): 1136–1139.

Reisberg, B. a. S. H. Ferris (1988): Brief Cognitive Rating Scale (BCRS). *Psychopharmacology Bulletin* 24 (4): 629–636.

Reisberg, B. (1988): Functional Assessment Staging (FAST). *Psychopharmacology Bulletin* 24 (4): 653–659.

Reisberg B. et al. (1999): Retrogenesis: clinical, physiologic, and pathologic mechanisms in brain aging, Alzheimer's and other dementing processes. *European Archives of Psychiatry and Clinical Neuroscience* 249 (3): III/28–III/36.

Richard, N. (2009): »Integrative Validation«. Verfügbar unter: http://www.integrative-validation.de/files/iva/pdf/definition.IVA.4.Saeulen.pdf [11.12.2016].

Richard, N. (2010): Integrative Validation nach Nicole Richard. »Sie sind sehr in Sorge«: Die Innenwelt von Menschen mit Demenz gelten lassen. *Cura Viva* 2: 4–8.

Rohra, H. (2012): Aus dem Schatten treten. Warum ich mich für unsere Rechte als Demenzbetroffene einsetze. Frankfurt/Main (Mabuse), 3. Aufl.

Sachweh, S. (2000): »Schätzle hinsitze!«. Kommunikation in der Altenpflege. Frankfurt/Main (Peter Lang), 2. Aufl.

Schaub, R. T. u. H. J. Freyberger (2012): Diagnostik und Klassifikation. In: C.-W. Wallesch u. H. Förstl (Hrsg.): Demenzen (2., aktualisierte und überarbeitete Aufl.). Stuttgart/New York (Thieme), S. 87–125.

Schiller, F. (1999): Gedichte. Stuttgart (Reclam).

Schmidtke, K. u M. Otto (2012): Alzheimer-Demenz. In: C.-W. Wallesch u. H. Förstl (Hrsg.): Demenzen (2., aktualisierte und überarbeitete Aufl. 2012). Stuttgart/New York (Thieme), S. 203–227.

Sellner, M. G. (2014): Wer sind denn Sie? … Ah, du! Du bist ja mein Sohn … (Selbst-)Erfahrungsbericht im Umgang mit Personen mit Demenz. In: T. Friedrich-Hett, N. Artner u. R. A. Ernst (Hrsg.): Systemisches Arbeiten mit älteren Menschen. Konzepte und Praxis für Beratung und Psychotherapie. Heidelberg (Carl-Auer), S. 227–243.

Simon, F. B. (1999): Unterschiede, die Unterschiede machen. Klinische Epistemologie: Grundlage einer systemischen Psychiatrie und Psychosomatik. Frankfurt/Main (Suhrkamp), 3. Aufl.

Simon, F. B. (2001): Die andere Seite der Gesundheit. Ansätze einer systemischen Krankheits- und Therapietheorie. Heidelberg (Carl-Auer), 2. Aufl.

Spector, A. et al. (2000): Reality orientation for dementia: a systematic review of the evidence of effectiveness from randomized controlled trials. *The Gerontologist* 40 (2): 206–212.

Stopford, C. L. et al. (2007): Distinct memory profiles in Alzheimer's disease. *Cortex* 43: 846–857.

Sunderland, T. et al. (1989): Clock drawing in Alzheimer's disease: A novel measure of dementia severity. *Journal of the American Geriatric Society* 37: 725–729.

Suzuki, D. T. (1996): Das Zen-Koan – Weg zur Erleuchtung. Freiburg/Breisgau (Herder).

Taulbee, L. R. a. J. C. Folsom (1966): Reality orientation for geriatric patients. *Hospital and community psychiatry* 17 (5): 133–135.

Taylor, R. (2008): Alzheimer und Ich. »Leben mit Dr. Alzheimer im Kopf«. Aus dem Amerikanischen von Elisabeth Brock. Deutschsprachige Ausgabe herausgegeben von Christian Müller-Hergel. Bern (Hans Huber).

The Presence Care Project. Verfügbar unter http://www.presencecareproject.com/tag/rementing/[23.01.2017].

Wallesch, C.-W. u. H. Förstl (2012). Klinische Diagnostik. In: C.-W. Wallesch u. H. Förstl (Hrsg.): Demenzen (RRN – Referenz-Reihe Neurologie) (2. Aufl.). Stuttgart/New York (Thieme), S. 128–150.

Wallesch, C.-W. u. H. Förstl (Hrsg.) (2012): Demenzen (RRN – Referenz-Reihe Neurologie) (2. Aufl.). Stuttgart/New York (Thieme).

Watzlawick, P. (1988): Anleitung zum Unglücklichsein. München (Piper).

Watzlawick, P., J. H. Beavin u. D. D. Jackson (1996): Menschliche Kommunikation. Bern/Göttingen/Toronto/Seattle (Hans Huber).

Wittgenstein, L. (1997): Werkausgabe Band 1. Tractatus logico-philosophicus. Tagebücher 1914–1916. Philosophische Untersuchungen. Frankfurt/Main (Suhrkamp).

Bildnachweise

Sämtliche Bilder wurden von J. Feldkirchner (www.jf-grafix.de) gezeichnet, bis auf Abbildung Nr. 2, die von Gianluca Gimini stammt – verfügbar unter: http://www.gianlucagimini.it/proto types/velocipedia.html [21.02.2017] – und das Nachwort (Andrea Christoph-Gaugusch).

Über die Autorin

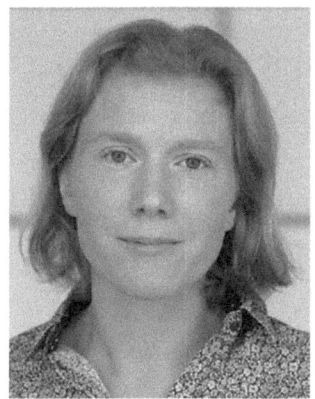

© MICHAEL SAZEL

Andrea Christoph-Gaugusch, Mag. rer. nat., Dr. phil.; Studium der Psychologie in Wien; Klinische Psychologin und Gesundheitspsychologin, betreibt seit 2011 eine Praxis für Zen-Shiatsu (ÖDS-zertifiziert); mehrere Veröffentlichungen zu konstruktivistischen und systemischen Ansätzen.

Thomas Friedrich-Hett | Noah Artner
Rosita A. Ernst (Hrsg.)

Systemisches Arbeiten mit älteren Menschen

Konzepte und Praxis für Beratung und Psychotherapie

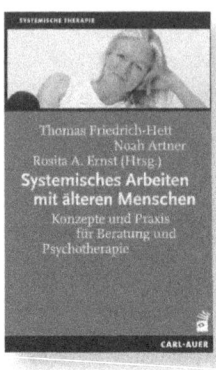

Mit einem Vorwort
von Tom Levold

287 Seiten, Kt, 2014
ISBN 978-3-8497-0043-0

Im Unterschied zu früher nehmen ältere Menschen heute häufiger und mit größerer Selbstverständlichkeit Therapie und Beratung für sich in Anspruch. Naturgemäß stehen hier andere Themen im Vordergrund als bei jüngeren Ratsuchenden.

Die Beiträge dieses Bandes basieren auf der Erkenntnis, dass Lernen, Wachstum und Veränderung auch noch im Alter möglich sind. Die Anzahl der zukünftigen Lebensoptionen mag geringer sein, die eigene Vergangenheit und die Vielfalt von Geschichte(n), die man zu erzählen hat, werden dagegen größer und reichhaltiger. Die Konstruktion der eigenen Vergangenheit, Gegenwart und Zukunft entscheidet darüber, ob man mit Bitterkeit und Resignation oder mit Gefühlen der Freude und Zufriedenheit auf die eigene Biografie zurückschaut. Therapie und Beratung können dann helfen, Kraft für die auch jetzt noch anstehenden Lebensaufgaben zu gewinnen—bis hin zu einem guten und würdevollen Abschied von allem, was das Leben bereitgehalten hat.

Der Praxisteil des Buches macht mit vielen Fallbeispielen deutlich, dass der Respekt vor der Biografie und das Interesse an dem, was ältere und alte Menschen in die Therapie einbringen können, für eine erfolgreiche Arbeit wichtiger sind als jeder lösungsorientierte Heilungseifer.

Carl-Auer Verlag • www.carl-auer.de

Jaap Robben | Merel Eyckerman (Ill.)

Josefina

Ein Name wie ein Klavier

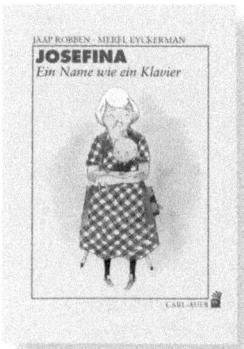

Aus dem Niederländischen
von Weronika M. Jakubowska

Mit einen Nachwort
von Christel Rech-Simon

32 Seiten, Gb, 2015
ISBN 978-3-8497-0089-8

Die meisten Omas sind nicht immer Omas gewesen. Auch meine Oma nicht.
Die war selbst auch mal ein Baby. Erst viel später, als ich zur Welt kam, wurde
meine Oma endlich eine Oma. Eines Tages vergaß sie mich aber. Einfach so.
Und auch dieses Haus, ihr Zimmer und sich selbst. Sie dachte, sie wäre einfach
irgendeine Frau.

„Ein wunderbares Buch, in dem ein warmes Herz schlägt. Ein Herz für Kinder. Ein
Herz für Omas. Ein Herz für die Zeit, die Verbindungen zwischen ihnen knüpft."
Edward van de Vendel („Ein Hund wie Sam")

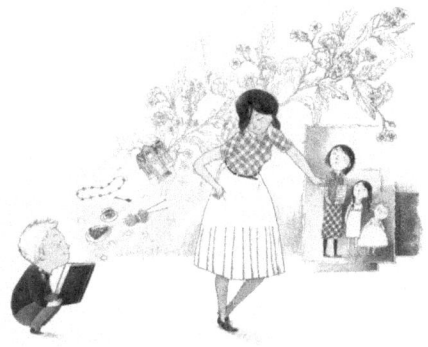

 Carl-Auer Verlag • www.carl-auer.de

Jürgen Hargens

Bitte nicht helfen!
Es ist auch so schon schwer genug

(K)ein Selbsthilfebuch

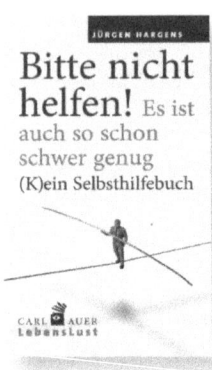

72 Seiten, Kt, 10. Aufl. 2015
ISBN 978-3-89670-877-9

Dieses Buch ist eine Einladung, Schwierigkeiten, Niedergeschlagenheit, Leiden und andere Probleme wertzuschätzen und positive Folgen daraus zu entwickeln. Dabei neigt der Autor keinesfalls zu den in Selbsthilfebüchern üblichen Vereinfachungen oder zum Blick durch die rosa Brille.

Auf der Grundlage systemischer Prinzipien hilft das Buch, sich selbst anders zu betrachten und eigene Ideen für Veränderungen zu entwickeln. Hargens liefert so en passant auch eine gut verständliche Einführung in die Systemische Therapie.

Hargens' goldene Regeln:

Regel Nr. 1: Wenn etwas nicht kaputt ist, dann reparier es auch nicht!

Regel Nr. 2: Wenn du weißt, was funktioniert, mach mehr davon!

Regel Nr. 3: Wenn etwas nicht funktioniert, hör auf damit. Mach etwas ander(e)s!

 Carl-Auer Verlag • www.carl-auer.de

Gudrun Klein | Michael Bohne

Bitte schlafen!

Klopfen als Selbsthilfe bei Schlafstörungen

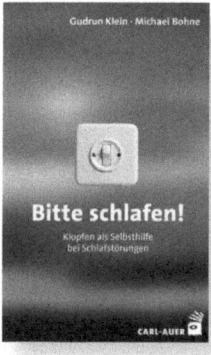

Auch als **eBook** erhältlich!
Zusatzmaterial online

99 Seiten, Kt, 2017
ISBN 978-3-8497-0200-7

Fast jeder Dritte leidet an Schlafstörungen. Gudrun Klein und Michael Bohne, Vorreiter der Prozess- und Embodimentfokussierten Psychologie (PEP), führen in *Bitte schlafen!* eine für viele neue Methode vor, die bei akuten und chronischen Schlafstörungen das Ein- und Durchschlafen erleichtert.

Normalerweise rät man Menschen mit Schlafstörungen, an etwas anderes zu denken. Die Autoren von *Bitte schlafen!* empfehlen hingegen, sich auf das Schlafproblem zu konzentrieren und dabei leicht auf verschiedene Stellen des eigenen Körpers zu klopfen. Schlafsuchende können so gedanklich bei ihrem Problem verweilen, machen aber haptisch etwas anderes. Diese leichte Ablenkung genügt, um Entspannung und Schlaf zu finden. Als Wirkhypothesen kommen neurobiologische und neurohumorale Aspekte infrage, wie z. B. die Erhöhung des Oxytocinspiegels durch die haptischen Stimuli.

Die Klopftechnik, auch als PEP-Methode bekannt, wird auch u. a. Stress- und Blockadeabbau angewendet. Hier erschließen die Autoren sie für die Volkskrankheit „Schlafstörungen". Nebenbei erfährt man Wissenswertes über individuelle Schlafrhythmen, den natürlichen Schlafverlauf oder wie man sein tägliches Schlafbedürfnis einschließlich Siesta und TV-Nickerchen richtig berechnet.

 Carl-Auer Verlag • www.carl-auer.de